GOURDAL

DOCTEUR EN PHARMACIE

DOSAGE

DE

L'Urée dans le sang

Applicable à de très faibles quantités de sang

A. MALOINE & FILS, Éditeurs

27, RUE DE L'ÉCOLE-DE-MÉDECINE, 27

PARIS 1922

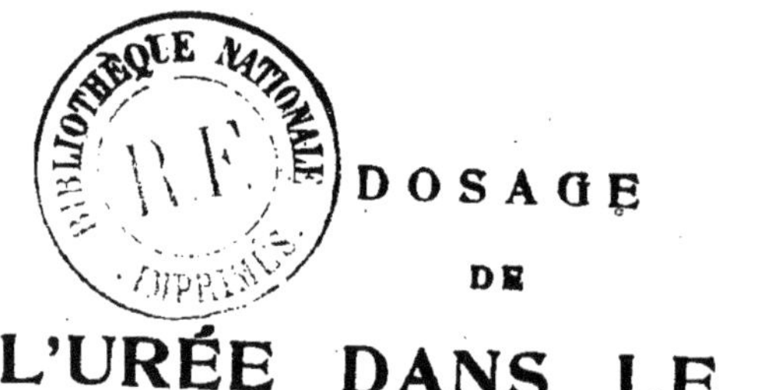

DOSAGE
DE
L'URÉE DANS LE SANG

Applicable à de très faibles quantités de sang

GOURDAL
DOCTEUR EN PHARMACIE

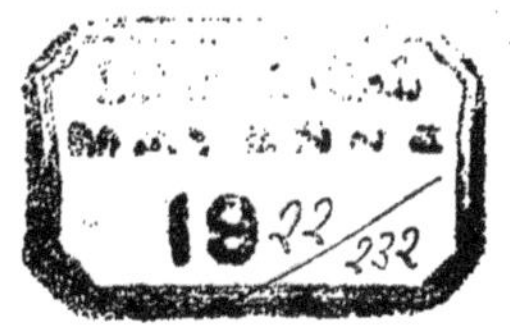

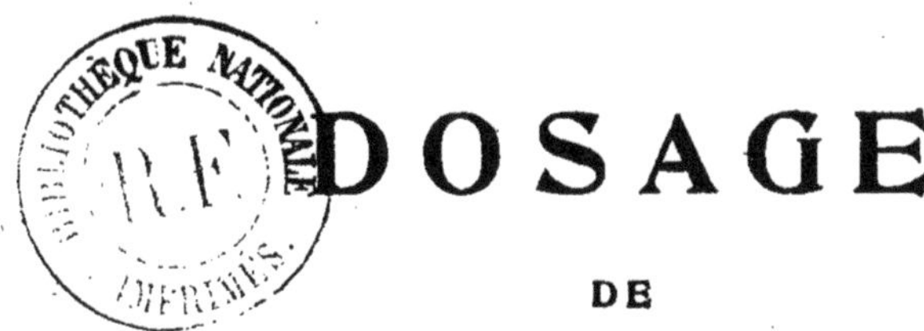

DOSAGE
DE
L'Urée dans le sang

Applicable à de très faibles quantités de sang

A. MALOINE & FILS, Éditeurs
27, RUE DE L'ÉCOLE-DE-MÉDECINE, 27
PARIS 1922

A LA MEMOIRE DE MON PÈRE

A MA MÈRE

A LA DEVOUÉE COMPAGNE DE MA VIE

A MON FRERE

À M. le Professeur L. GRIMBERT

Professeur de Chimie Biologique
à la Faculté de Pharmacie de Paris.
Membre de l'Académie de Médecine.

Avec ma profonde et respectueuse gratitude pour l'honneur qu'il me fait en acceptant la présidence de cette Thèse.

A M. le Dr A. GRIGAUT

Chef de Travaux de chimie
à la Faculté de Médecine de Paris.

Vous avez bien voulu m'aider de vos conseils. Permettez-moi de vous exprimer ici toute ma reconnaissance et mon sympathique attachement.

INTRODUCTION

Il semble superflu de vouloir encore chercher, parmi les méthodes d'hydrolyse, un procédé de dosage de l'urée dans le sang, depuis que la méthode pondérale de Fosse est apparue. Celle-ci réalise les conditions idéales pour un dosage rigoureux : l'urée est combinée au xanthydrol pour former un composé parfaitement défini, la dixanthylurée qui, séchée et pesée, donne le poids de l'urée contenu dans la prise d'essai.

Ce procédé est particulièrement précieux pour des milieux complexes comme le sang, car, de toutes les substances qu'il contient, c'est seulement avec l'urée que se combine le xanthydrol. Procédé pondéral, procédé spécifique, ce sont là des conditions que nulle autre méthode actuelle de dosage de l'urée n'a la prétention de remplir.

Aussi, pour les recherches rigoureuses, emploie-t-on actuellement, exclusivement, le procédé de Fosse.

Pour les recherches cliniques, où la précision n'a pas besoin d'être aussi grande, on donne généralement la préférence au procédé, plus rapide, par l'hypobromite basé sur la détermination du volume d'azote dégagé par l'urée.

Le reproche commun que l'on puisse faire aux deux

procédés précédents, c'est de nécessiter une prise d'essai relativement assez élevée. Le procédé de Fosse, comme le procédé à l'hypobromite, supposent une saignée de 25 à 35 centimètres cubes de sang pour obtenir la quantité de sérum nécessaire au dosage (1). Ce sont là des conditions qui ne se trouvent pas toujours réalisées et, bien souvent, le chimiste est mis en présence de quelques centimètres cubes de sérum dans lesquels on lui demande un dosage d'urée. Les procédés que nous présentons permettent de résoudre le problème du dosage de l'urée dans de très faibles quantités de sang puisque, si habituellement la prise d'essai est de 0 c.c. 5 ou 1 centimètre cube, on peut la réduire jusqu'à 1/10 de centimètre cube.

On voit ainsi l'utilité que peuvent présenter ces procédés dans maintes circonstances. Ajoutons qu'au point de vue précision, ils sont supérieurs aux procédés par l'hypobromite, car les chiffres qu'ils fournissent sont très voisins de ceux donnés par le xanthydrol.

1. M. Nicloux (31) a indiqué récemment un procédé permettant de pratiquer le dosage au xanthydrol selon la méthode de Fosse sur de très faibles quantités de sérum. Ce procédé, très intéressant, nécessite un creuset en platine spécial, et une balance donnant le 1/100 de milligramme, conditions qui rendent son emploi limité aux très rares laboratoires qui possèdent ces instruments.

PLAN DU TRAVAIL

Le dosage de l'urée dans le sang par l'hydrolyse et la Nesslérisation comporte trois opérations distinctes :

1° La précipitation des albumines du sang (désalbumination ;

2° La transformation de l'urée en carbonate d'ammoniaque (hydrolyse) ;

3° Le dosage de l'ammoniaque formée, par le réactif de Nessler (nesslérisation).

Nous examinerons successivement, dans des chapitres spéciaux, les opérations se rapportant à chacun de ces trois temps de dosage, puis nous exposerons les applications que nous avons faites de l'hydrolyse phosphorique et de l'hydrolyse par l'uréase au dosage de l'urée dans le sang.

DOSAGE DE L'URÉE DANS LE SANG

APPLICABLE A DE TRES FAIBLES QUANTITÉS DE SANG

CHAPITRE PREMIER

LA DESALBUMINATION DU SANG

En théorie, tous les précipitants des albuminoïdes peuvent servir à désalbuminer le sang, mais, en pratique, il n'en est qu'un petit nombre qui puissent remplir cet objet en chimie analytique. Il faut, en effet, que le désalbuminant employé puisse être facilement éliminé ou, s'il est conservé dans le filtrat, ne gêne pas les dosages ultérieurs.

Dans le procédé de Ronchése (1), le sérum ou le sang étaient additionnés de onze fois leur volume d'alcool à 95°. Le mélange était filtré et le filtrat évaporé au bain marie dans une capsule en porcelaine, abandonnait un résidu contenant l'urée ainsi séparée des matières albuminoïdes. C'est ce procédé qui a servi à Widal et à ses collaborateurs à édifier leurs admirables travaux cliniques sur l'azotémie.

Au procédé à l'alcool, a fait suite le procédé à l'acide trichloracétique institué par Moog (2).

On prépare une solution aqueuse d'acide trichloracétique à 20 °/₀. Pour la désalbumination, le sérum ou le sang sont additionnés de leur volume d'acide trichloracétique à 20 °/₀. On agite et on filtre. On obtient ainsi un filtrat trichloracétique qui correspond à la moitié de son volume de sérum ou de sang.

On peut dire qu'actuellement, le procédé à l'acide trichloracétique de Moog est celui qui jouit de la faveur générale dans les laboratoires. Il est couramment employé pour le dosage de l'urée, sauf dans le cas du dosage par le xanthydrol, où la désalbumination doit être faite au moyen d'un réactif de Tanret, de formule spéciale.

Après nous être servis, pendant quelque temps, de l'acide trichloracétique pour le dosage de l'urée, par les méthodes que nous indiquons, nous avons été obligé d'y renoncer, en raison de certains inconvénients (troubles fréquents pendant la Nesslérisation). Nous avons eu recours, alors, à la défécation par l'acide métaphosphorique qui nous a donné toute satisfaction.

Désalbumination du sang par l'acide métaphosphorique.

La désalbumination par l'acide métaphosphorique a été préconisée, tout d'abord, par Deniges (3), en 1893, à propos du dosage de la lactose dans les laits. Cet auteur conseille, pour la coagulation des albuminoïdes, de mettre dans un matras jaugé de 100 centimètres cubes : 10 centimètres cubes de lait, 2 c. c. 5 de solution de métaphosphate de soude à 5 °/₀ et 60 à 70 centimètres cubes d'eau. On agite, puis on ajoute 0 c. c. 3 d'acide acétique, ou mieux 0 c. c. 5 d'acide chlorhydrique. On complète au volume avec de l'eau, on agite et on filtre.

On peut aussi prendre, selon l'auteur, 10 centimètres cubes de lait, 1 c. c. 5 de métaphosphate de soude à 5 °/₀, 0 c. c. 3 d'acide chlorhydrique, et Q. S. d'eau pour 50 centimètres cubes.

Cette méthode a été appliquée au sang par Chassaigne (4), puis par Chelle (5). Dans le procédé de Chelle, on place dans un tube à essai 8 centimètres cubes d'une solution de métaphosphate de soude à 0 gr. 60 °/₀, puis 1 centimètre cube de sang. On mélange et on ajoute : 1 centimètre cube d'acide sulfurique au 1/20. On obtient aisément 5 à 6 centimètres cubes de filtrat incolore ne renfermant plus d'albuminoïdes.

Folin et Denis (6) utilisent la désalbumination métaphosphorique d'une autre manière. Au lieu d'une solution de métaphosphate de soude, ils emploient directement l'acide métaphosphorique en nature sous forme de solution à 25 °/₀.

Pour désalbuminer le sang par cette méthode, placer dans un ballon jaugé de 50 centimètres cubes, 20 centimètres cubes d'eau, 5 c. c. de sang, puis 3 centimètres cubes d'acide phosphorique à 25 °/₀. Mélanger. Laisser reposer la mixture pendant une à vingt-quatre heures et remplir jusqu'à la marque avec de l'eau. Mélanger soigneusement et filtrer à travers un filtre de papier sec. Les premières gouttes du filtrat ne sont quelquefois pas claires et doivent être remises sur le filtre ou écartées. Il n'est d'ailleurs nullement essentiel que la mixture soit abandonnée au repos une heure, comme l'indiquent les auteurs et la filtration peut s'opérer de suite, sans aucun inconvénient.

L'inconvénient des solutions d'acide métaphosphorique c'est leur instabilité. L'acide métaphosphorique, dissous dans l'eau, se transforme progressivement en acide orthophosphorique et perd, ainsi, sa propriété de coaguler les albumines. C'est ainsi que la solution d'acide métaphosphorique à 25 °/₀ indiquée par Folin et Denis (6) doit être renouvelée tous les trois jours, à condition encore d'être conservée dans un endroit frais.

Beaucoup plus stables sont les solutions de métaphosphate de soude et ce fait, à lui seul, justifie leur emploi. Elles peuvent être conservées pendant des mois sans perdre sensiblement de leur pouvoir précipitant des albuminoïdes. C'est ainsi, comme le montre Denigès (3), qu'une solution à 5 °/₀ de métaphosphate de soude, maintenue pendant quatre mois à une température de 12 à 15° et renfermant au début de l'expérience, 6 °/₀ de son métaphosphate transformés en orthophosphate, en contenait 10 °/₀ au bout du temps indiqué, soit une perte dans le litre de 1 °/₀ par mois. On peut donc être assuré, ajoute l'auteur, que la solution au 1/20 de métaphosphate de soude, faite à froid, est susceptible, même après un an de préparation, d'être utilisée pour précipiter les albuminoïdes du lait.

Les recherches sur la précipitation des albumines du sérum ont été reprises, tout récemment, par A. Grigaut et P. Zizine (7). Ces auteurs emploient, comme Denigès, une solution de métaphosphate de soude dont ils libèrent extemporanément l'acide métaphosphorique au sein même du liquide albumineux au moyen d'un acide minéral. Ils font usage d'une solution de métaphosphate de soude à 20 °/₀ et d'une solution d'acide chlorhydrique contenant par litre 160 centimètres cubes d'acide chlorhydrique concentré de D = 1,17. Ces deux solutions se correspondent sensiblement, volume à volume et sont binormales. La technique est différente selon que l'on a affaire au sérum ou au sang total.

Pour le sérum ou le plasma, prendre :

Sérum ou plasma. . .	10	centimètres	cubes.
Eau distillée	6	—	—
PO^3Na binormal (20 °/₀)	2	—	—
HCl binormal	2	—	—

Mélanger le sérum ou le plasma, l'eau distillée et le métaphosphate, ajouter ensuite l'acide chlorhydrique binormal, agiter et filtrer.

Pour le sang total ou les hématies, prendre :

Sang total ou hématies .	10	centimètres	cubes.
Eau distillée	20	—	—
PO^3Na binormal (20 °/₀)	5	—	—
HCl binormal	5	—	—

Opérer comme précédemment en mélangeant préalablement le sang total ou les hématies, l'eau distillée et le métaphosphate ; ajouter ensuite l'acide chlorhydrique, agiter et filtrer.

Les filtrats obtenus par cette méthode correspondent dans le premier cas, à la moitié de leur volume de sérum ou de plasma et, dans le second cas, au quart de leur volume d'hématies ou de sang total.

Dans le cas du dosage du sucre sanguin, Grigaut et Zizine (7) emploient un filtrat au 1/10 (représentant le 1/10 de son volume de sérum ou de plasma) et opèrent de la manière suivante :

Sérum ou plasma	1 centimètre cube.
Eau distillée. . , . . .	8 c. c. 6.
PO^4Na binormal (20 °/₀). .	0 c. c. 2.
HCl binormal	0 c. c. 2

Mélanger dans l'ordre, agiter et filtrer.

Cette dernière technique offre l'avantage de ne nécessiter que 1 centimètre cube de sérum. C'est elle que nous avons adoptée pour notre dosage de l'urée du sang par l'hydrolyse phosphorique. Elle permet, facilement, d'obtenir 5 centimètres cubes de filtrat, correspondant à 0 c. c. 5 de sérum.

Dans notre méthode de dosage de l'urée par l'uréase, où nous utilisons des solutions encore plus diluées, nous avons opéré la désalbumination sur le sérum dilué au 1/100. Dans ce cas, 0 c. c. 3 de sérum sont, après action de l'uréase, portés à 19 c. c. 8. On ajoute alors 0 c. c. 1 de PO^4Na binormal et, après agitation, 0 c. c. 1 d'HCl binormal. On obtient ainsi facilement 20 centimètres cubes de filtrat, volume amplement suffisant pour le dosage.

CHAPITRE II

L'HYDROLYSE DE L'UREE

L'urée dont la formule est :

$$CO\begin{cases}NH^2\\NH^2\end{cases}$$

peut être considérée comme le diamide carbonique ou *carbamide,* les deux oxhydriles acides de l'acide carbonique étant remplacés par deux restes amidogènes NH^2. C'est dire que, par fixation d'eau, l'urée se transforme en sel ammoniacal correspondant, c'est-à-dire, ici, le carbonate d'ammoniaque. La réaction chimique est la suivante :

$$CO\begin{cases}NH^2\\NH^2\end{cases} + 2\,H^2O = CO\begin{cases}ONH^4\\ONH^4\end{cases}$$

Urée. *Carbonate d'ammonium.*

Cette transformation de l'urée en carbonate d'ammonium par hydrolyse peut se faire d'une foule de manières. Tous les agents d'hydratation opèrent cette réaction et déjà l'eau seule à 140°, convertit l'urée en carbonate d'ammoniaque.

Dans le procédé Salaskin et Zaleski (8), l'hydrolyse

de l'urée se fait en tube scellé portés pendant trois heures à 130°-140°, en présence d'acide chlorhydrique. On évite, ainsi, la production d'ammoniaque aux dépens de l'acide hippurique.

Dans le procédé Folin (9), l'hydrolyse se fait en présence du chlorure de magnésium, à une température de 160°. Le chlorure de magnésium cristallisé fond vers 112°-115°, dans son eau de cristallisation, et le liquide ainsi obtenu bout à 160°. En chauffant de l'urée, en présence de ce sel et de l'acide chlorhydrique, à une température de 160° on transforme l'urée en chlorure d'ammonium. On dose ensuite l'ammoniaque en l'entraînant par distillation dans une solution acide connue, que l'on titre ensuite, par retour, au moyen d'une solution alcaline en présence d'un indicateur.

Pour appliquer le procédé à l'urine, on introduit dans un vase d'Erlenmeyer de 200 centimètres cubes environ, 3 centimètres cubes d'urine, 20 grammes de chlorure de magnésium et 2 centimètres cubes d'acide chlorhydrique. On ferme à l'aide d'un bouchon traversé par un tube de 20 centimètres de long sur 5 millimètres de large, servant de réfrigérant. On chasse l'excès d'eau en chauffant activement jusqu'à ce que les gouttes d'eau condensées produisent, en tombant un sifflement particulier. A ce moment, la mousse a tendance à sortir par le tube de verre. On baisse alors la flamme et on continue à chauffer pendant trente minutes. Au bout de ce temps, et avant le complet refroidissement de la masse, on ajoute de l'eau ; on transvase la solution dans un ballon de un litre et on dilue jusqu'à 500 centimètres cubes environ. On verse ensuite 7 à 8 centimètres cubes de lessive de soude à 20 °/₀ et on distille en recevant l'ammoniaque sur de l'acide sulfurique N/10. La distillation doit durer une heure et quart. Quand elle est terminée, on fait bouillir la solution acide pour chasser l'acide carbonique qu'elle contient, et on titre l'excès d'acide.

Ce procédé offre plusieurs inconvénients. D'abord, la température de 160° est difficile à maintenir et, si on surveille imparfaitement l'appareil, le thermomètre monte rapidement bien au-dessus de ce degré. D'autre part, lorsqu'on ajoute la soude dans le liquide à distiller, il y a formation d'hydrate de magnésie qui s'oppose au déplacement rapide de l'ammoniaque à cause de la réversibilité de la formule :

$$MgCl^2 + 2NH^4OH = Mg(OH)^2 + 2NH^4Cl$$

C'est pour cette raison que la distillation doit durer aussi longtemps.

Ce procédé fut longtemps considéré, dans les laboratoires comme le meilleur, jusqu'à ce que Folin (10) lui-même en indiqua les erreurs. Il insista, notamment sur le fait d'une décomposition, souvent incomplète, de l'urée, par suite de la difficulté qu'il y a à maintenir constante la température de 160°.

La modification de M. de Saint-Martin (11) qui consiste à remplacer le chlorure de magnésium par du chlorure de lithium, fournit une base soluble de lithine, et n'offre pas les mêmes inconvénients dans le déplacement de l'ammoniaque. La distillation ne dure ainsi qu'une demi-heure, mais ce procédé présente les mêmes désavantages dans l'hydrolyse. Celle-ci doit être poursuivie une heure, pendant laquelle on maintient la température constante, ce qui est particulièrement délicat.

Plus récemment, Folin (10) proposa de remplacer le chlorure de magnésium par l'acétate de potasse et de réduire considérablement les doses d'urée à hydrolyser, de manière à diminuer d'autant la durée de l'opération.

Malgré ces modifications, la méthode était encore passible de graves critiques. Nous avons eu l'occasion de la pratiquer et nous devons avouer qu'il nous est rarement arrivé d'obtenir des chiffres identiques dans des dosages successifs faits sur une même prise d'essai. Nous mettons ces divergences sur l'inconstance de l'hydrolyse de l'urée par cette méthode.

L'hydrolyse de l'urée, en présence de *l'acide phosphorique* a d'abord été préconisée par F. Pfluger et Bleitreu (12). La technique primitive imaginée par ces auteurs, pour le dosage de l'urée dans l'urine, a été successivement modifiée par Gumlich (13), Schöndorff (14), Moreigne et, plus récemment, par O. Monod et Morel (15).

En raison de l'intérêt que présente cette technique, et de l'application que nous en avons faite au sang, nous croyons utile de donner quelques détails sur le procédé de Monod et Moreigne, pour le dosage de l'urée dans l'urine.

5 centimètres cubes d'urine sont placés dans un tube

à centrifuger avec leur volume d'un réactif phosphotungstique, dont la composition est la suivante :

Acide phosphotungstique. . . .	9 gr.
Acide sulfurique concentré . . .	7 gr.
Eau Q. S. pour	100 c. c.

On agite et on centrifuge. Le liquide clair est décanté dans un ballon d'Iéna. On ajoute dans le tube à centrifuger 3 ou 4 centimètres cubes de réactif phosphotungstique, étendus d'eau, on met le précipité en suspension, on centrifuge et on joint le liquide de lavage à celui qui se trouve déjà dans le ballon d'Iéna.

Cette défération phosphotungstique n'est admissible que si l'urine n'a pas subi la fermentation ammoniacale, car le réactif précipite l'ammoniaque. Dans le cas où l'urine a subi un commencement de fermentation ammoniacale, on défèque simplement au sous-acétate de plomb de la façon suivante :

Mesurer 40 centimètres cubes d'urine, ajouter 10 centimètres cubes d'extrait de Saturne et filtrer. On prélèvera pour le dosage 5 centimètres cubes du filtrat, correspondant à 4 centimètres cubes d'urine, que l'on placera dans un ballon d'Iéna.

Le liquide déféqué, contenu dans le ballon d'Iéna, est alors additionné de 50 centimètres cubes d'eau distillée, de 2 ou 3 gouttes d'un réactif indicateur, puis, goutte à goutte, de soude étendue jusqu'à réaction légèrement alcaline. On ajoute alors 20 centimètres cubes d'acide phosphorique sirupeux, puis le ballon est placé dans une étuve chauffée à 150° où il est maintenu pendant six heures au moins (on peut le laisser, sans inconvénient, pendant une nuit).

On laisse alors refroidir, on ajoute 100 centimètres cubes d'eau distillée et on dose l'ammoniaque formée, exactement comme si l'on achevait un dosage d'azote total c'est-à-dire par distillation et titrage du distillat recueilli dans 20 centimètres cubes d'acide normal.

Dans ce procédé d'hydrolyse phosphorique, comme dans le procédé précédent d'hydrolyse au chlorure de magnésium, l'ammoniaque trouvée est titrée après déplacement par un alcali et distillation. L'ammoniaque recueillie dans une solution titrée acide est dosée par retour.

Au lieu d'employer la distillation, on peut faire usage de l'entraînement à l'air, selon le procédé de Folin. La liqueur ammoniacale d'hydrolyse est, comme précédemment alcalinisée et on fait passer ensuite un violent courant d'air qui entraîne l'ammoniaque dans une solution titrée acide et tient lieu et place de la distillation. Nous n'insisterons pas sur les dispositifs conseillés par Folin, et sur tous ceux qui ont été imaginés depuis. Disons simplement, que pour être efficace, le courant d'air doit être énergique et que celui produit par l'aspiration, au moyen d'une simple trompe à eau de laboratoire, est insuffisant. D'autre part, il faut se mettre en garde contre l'entraînement de gouttelettes d'eau alcaline, par suite du barbottage énergique de l'air dans la mixture hydrolysée et alcanilisée. Pour parer à cet in convénient, il est prudent de placer quelques cotons filtrants entre le récipient contenant la liqueur ammoniacale et le récipient contenant l'acide titré.

L'ammoniaque recueilli ainsi, par l'une ou l'autre méthode d'entraînement, au lieu d'être évalué comme précédemment, par titrimétrie, peut être dosé au moyen du réactif de Nessler.

Nous n'avons envisagé, jusqu'ici, que les *moyens chimiques* d'hydrolyse de l'urée. Cette hydrolyse peut être faite par certains ferments : *les uréases* qui, tout aussi bien que les agents chimiques, transforment l'urée en carbonate d'ammoniaque. Le *micrococcus ureæ* qui se développe dans les urines qui séjournent à l'air, opère admirablement bien cette transformation.

Dans le monde végétal, les uréases sont assez répandues. Les graines de Soja, notamment, et la Fève Jacques, contiennent une uréase très active à laquelle nous aurons recours pour le dosage de l'urée.

CHAPITRE III

LE DOSAGE DE L'AMMONIAQUE PAR LA NESSLÉRISATION

L'urée, une fois hydrolysée et transformée en carbonate d'ammoniaque, par l'une des méthodes précédentes, le problème de son dosage revient alors au problème du dosage de l'ammoniaque.

Nous avons déjà vu que la plupart des méthodes utilisent jusqu'alors le dosage titrimétrique de l'ammoniaque, après déplacement de celle-ci, par un alcali et distillation ou entraînement par l'air, dans une solution titrée acide.

On peut employer également le procédé de Ronchese au formol (1) tout aussi simple que les précédents. On sait que lorsque à une solution neutre d'un sel ammoniacal, on ajoute une solution neutre de formol, le mélange devient acide à la phénolphtaléine, par mise en liberté de tout l'acide uni à l'ammoniaque, et formation d'hexa méthylène tetramine, substance neutre à la phtaleïne. L'inconvénient de ce procédé, c'est qu'une partie des sels ammoniacaux se combine à la phénol-phtaleïne, sous forme d'nn composé incolore : la di-imido-phtaléine qui retarde le virage lors de la neutralisation de l'urine.

Il faut alors, corriger le résultat. On y arrive, d'après Ronchése (1), en calculant l'ammoniaque correspondant à 1 centimètre cube de soude N/10, comme égale à 0 gr. 00176, au lieu de 0 gr. 00170, chiffre théorique. Mais la formation de di-imido-phénolphtaleïne est fonction, non seulement de la quantité d'ammoniaque présente, mais aussi de la dilution, plus ou moins grande, de la liqueur à titrer. C'est là, il est vrai, un inconvénient auquel on peut facilement remédier, en opérant toujours sur une même dilution et en se plaçant, toujours exactement dans les mêmes conditions indiquées par Ronchese (1).

Tous ces procédés ont le désavantage de nécessiter une trop grande prise d'essai et sont inutilisables pour le but que nous nous sommes proposé, c'est-à-dire le dosage de l'urée dans de très faibles quantités de sang n'excédant pas 1 centimètre cube. Seule, la nesslérisation pouvait nous convenir, car elle permet d'opérer, avec exactitude des dosages d'ammoniaque portant sur des prises d'essai de l'ordre de dixièmes et même de centièmes de milligrammes d'azote.

La nesslérisation.

Dosage de l'ammoniaque dans les eaux par le réactif de Nessler. — C'est, d'abord dans la pratique de l'analyse des eaux qu'a été employée la nesslérisation. La faible quantité d'ammoniaque que contiennent les eaux, ne pouvait être dosée que par une technique permettant une très grande sensibilité et la nesslérisation s'imposait,

Le procédé employé diffère peu, selon les auteurs. Voici, par exemple, celui que recommande le *Formulaire pharmaceutique des Hôpitaux militaires* et qui est, à peu de chose près, celui utilisé dans tous les laboratoires.

Dans un ballon en verre de 1 litre de capacité, mis en communication avec un réfrigérant à tube condensateur en étain ou en aluminium, introduire 250 centimètres cubes environ d'eau distillée exempte d'ammoniaque; distiller lentement recueillir 250 centimètres cubes environ de distillat et s'assurer, avant d'arrêter l'opération, que les dernières gouttes d'eau condensée, qui passent à la distillation, ne contiennent pas la moindre trace d'ammoniaque, perceptible au réactif de Nessler.

Vider le ballon et y introduire 500 centimètres cubes de l'eau à analyser (ou une plus faible quantité diluée à 500 centimètres cubes si l'on suppose que l'eau est riche en ammoniaque) ; chauffer de manière qu'il ne distille pas moins de 6 centimètres cubes mais pas plus de 10 centimètres cubes de liquide par minute.

Recueillir ainsi trois fois 50 centimètres cubes de distillat, dans trois tubes de Nessler, jaugés exactement à 50 centimètres cubes.

Si l'eau à examiner est acide, ou si on suspecte la présence d'urée, il convient de l'additionner avant la distillation de 0 gr. 50 de $Co^3 Na^2$, mais il y a lieu d'éviter cette addition, autant que possible.

Doser par nesslérisation l'ammoniaque contenue dans

ces trois tubes. On se sert, pour cela, des deux réactifs suivants :

A). — *Solution type de chlorure d'ammonium.* — Dissoudre 3 gr. 82 de chlorure d'ammonium, dans un litre d'eau distillée, prélever 10 centimètres cubes de cette solution et les étendre à 1.000 centimètres cubes avec l'eau distillée (solution type) : 1 centimètre cube correspond à 1/100 de milligramme d'azote.

B). — *Réactif de Nessler.* — Dissoudre 50 grammes d'iodure potassium dans une petite quantité d'eau froide ; ajouter une solution aqueuse saturée à froid de chlorure mercurique jusqu'à ce qu'il se forme un précipité permanent ; puis, 400 centimètres cubes d'une solution à 50 °/₀ de potasse, rendue claire par le repos, et non par filtration ; enfin de l'eau distillée exempte d'ammoniaque en quantité suffisante pour parfaire le volume à un litre. Par addition d'ammoniaque au réactif, la coloration jaune caractéristique doit être obtenue dans cinq minutes au plus. Des traces d'ammoniaque ne doivent pas y déterminer de précipité en l'espace de deux heures.

Pour la nesslérisation, choisir 16 tubes de Nessler (tubes en verre blanc, avec fond rond, régulier et poli, jaugés exactement à 50 c. c.). Ajouter respectivement, dans ces tubes, les quantités suivantes de la solution de chlorure d'ammonium précédente :

0 c. c.
0 — 1
0 — 3
0 — 5

0 — 7
1 —
1 — 4
1 — 7
2 —
2 — 5
3 —
3 — 5
4 —
4 — 5
5 —
6 —

puis de l'eau distillée, exempte d'ammoniaque, jusqu'au trait 50 ; enfin, 2 cc. de réactif de Nessler, selon la formule précédente. Sans agiter leur contenu, abandonner au repos, pendant dix minutes, *les tubes témoins* ainsi préparés. D'autre part, le contenu des tubes renfermant les distillats ammoniacaux, *ayant été amené à la même température* que celle des tubes témoins, y ajouter 2 centimètres cubes de réactif de Nessler et, après dix minutes de repos, et sans agitation préalable, comparer leur teinte avec celle des tubes témoins, en les regardant chacun verticalement, de haut en bas, suivant leur axe et au-dessus d'une surface blanche placée en face d'une fenêtre, de manière qu'elle réfléchisse la lumière vers le haut. Après comparaison des teintes, additionner les résultats partiels de chaque portion de chaque tube contenant les distillats.

Si on a opéré sur 500 centimètres cubes d'eau, la

somme ainsi obtenue, multipliée par 2, donne en milligrammes, le poids d'azote à l'état d'ammoniaque contenu dans un litre d'eau.

Un des inconvénients de ce procédé, c'est que les tubes témoins, préparés comme il est indiqué, ne conservent pas leur teinte normale. On peut, il est vrai, établir une gamme de tubes témoins susceptibles de se conserver plus longtemps, en mélangeant des solutions convenablement titrées de chlorure de cobalt et de chlorure de platine. Mais la teinte jaune ainsi correspond-elle toujours exactement au même titre d'ammoniaque dans la solution à doser ? Nous en doutons car, l'intensité de la coloration jaune qui se développe pendant la Nesslérisation des liqueurs ammoniacales, varie avec la température, la composition et l'ancienneté du réactif de Nessler.

Aussi, jugeons-nous plus prudent d'établir, chaque fois, les étalons colorimétriques, de manière à éviter cette cause d'erreur due à la variation des facteurs que nous venons de mentionner.

Un autre inconvénient, dans ce procédé, réside dans la formation fréquente de troubles qui suivent la nesslérisation dans le tube correspondant à l'eau à analyser et qui viennent fausser les résultals dans la détermination colorimétrique.

Etude du réactif de Nessler pour le dosage de l'ammoniaque.

Le réactif de Nessler classique, dont la formule vient d'être donnée, convient difficilement au dosage de l'ammoniaque. Nous avons vu, en effet, qu'il était l'occasion de troubles fréquents lesquels rendaient le dosage colorimétrique difficile, sinon impossible. C'est pourquoi, différents auteurs ont cherché à modifier la formule de ce réactif, de manière à éviter cet inconvénient.

Folin et Farmer (16) remarquèrent tout d'abord, qu'on peut dans une certaine mesure retarder et diminuer la formation de troubles, en diluant le réactif de Nessler dans cinq fois son volume d'eau. Mais cette dilution ne se conserve pas et, au bout de cinq minutes, elle précipite ; aussi, devait-on la faire au moment du besoin.

En modifiant les doses dans la formule classique du réactif de Nessler, Folin et Farmer (16) obtinrent un réactif qui leur donnait toute satisfaction et pouvait être employé sans dilution préalable. Ce réactif se prépare de la manière suivante :

Dans 100 centimètres cubes d'eau distillée, dissoudre 35 grammes d'iodure de potassium et verser dans la solution obtenue une solution saturée et froide de sublimé, jusqu'à ce que, après agitation prolongée, il reste un léger précipité rouge. Ajouter alors 120 grammes d'hydrate de soude ou de potasse, en plaques ou en solution saturée, et compléter au litre après dissolution. On additionne alors le réactif obtenu d'une petite quantité de solution saturée de chlorure mercurique, suffisante pour produire une coloration rouge et on abandonne au repos jusqu'à clarafication. Le liquide clair est décanté au moment de l'emploi.

Nesslérisation directe.

Bien que réalisant un progrès considérable sur les réactifs classiques, le réactif précédent ne donnait pas encore entière satisfaction, car s'il ne troublait pas avec les solutions ammoniacales pures, il donnait encore un trouble dans les solutions ammoniacales complexes. C'est ainsi qu'en présence de chlorure de potassium et de sulfate de soude, le mélange coloré troublait rapidement.

Examinant la question de près, Folin et Denis (17) remarquèrent que ce trouble était dû à une teneur trop grande en alcali des réactifs classiques.

Quand on ajoute ces réactifs aux liqueurs ammoniacales, il se produit au point de contact des deux solutions des stries nuageuses qui accompagnent le réactif dans sa diffusion. Ces stries correspondent à des zones d'alcalinité excessive où le produit coloré de la réaction se trouve précipité par l'alcali, au fur et à mesure de sa formation. Folin et Denis pensent même, que l'amélioration bien connue du réactif de Nessler par le temps, quant à sa faculté de fournir des réactions limpides, est due elle-même, à une réduction d'alcalinité par absorption graduelle de l'acide carbonique de l'air.

C'est cette idée d'une alcanisation trop grande du réactif de Nessler, qui a conduit Folin et Denis à opérer la nesslérisation en deux temps (17) en réduisant l'alcalinité du réactif, et en introduisaient dans la liqueur ammoniacale, le complément de l'alcali nécessaire pour la réaction de Nessler.

Cette méthode permettait d'obtenir, dans tous les cas, des solutions nesslérisées absolument limpides. La distillation ou l'entraînement à l'air de l'ammoniaque devenaient même inutiles, et la réaction colorée pouvait être pratiquée directement sur l'urine ou le sang, après désalbumination et hydrolyse. Ce fut l'origine de la *nesslérisation directe.*

On s'est aperçu depuis, que cette pratique de la nesslérisation en deux temps était inutile, et qu'une liqueur colorée limpide pouvait être obtenue, même dans la nesslérisation directe, par un réactif de formule appropriée.

C'est à Folin et Wu (18) que l'on doit la première mise au point de cette question. Voici la formule du réactif qu'ils donnent pour arriver à ce but.

Dissoudre 150 grammes d'iodure de potassium dans 100 centimètres cubes d'eau chaude, ajouter 200 grammes de biiodure de mercure, agiter jusqu'à dissolution. Abandonner au repos un à deux jours, diluer à un litre, filtrer si nécessaire et diluer à un volume final de deux litres.

Introduire, dans un grand flacon 3.500 centimètres cubes de solution de NaOH à 10 °/₀, 750 centimètres cubes de la solution précédente de HgI, 2KI et 750 centimètres cubes d'eau distillée. Laisser au repos pendant quelques jours et utiliser le réactif décanté.

L'étude de la composition du réactif de Nessler, en vue de la nesslérisation directe, a été reprise par Grigaut (19). Cet auteur est arrivé à obtenir un réactif donnant une réaction colorée parfaitement stable avec les milieux ammoniacaux les plus complexes dans leur composition. C'est ainsi, qu'ajouté à une liqueur ammoniacale contenant du sulfate de soude en proportion relativement élevée, il donne une solution colorée claire. Ainsi fut rendue possible la nesslérisation directe des solutions ammoniacales provenant de l'hydrolyse par la méthode de Kjeldahl, en vue du dosage de l'azote total. De même, les filtrats de sang désalbuminés pouvaient être nesslérisés directement, sans crainte de troubles. C'est à ce réactif que nous avons eu recours pour le dosage de l'ammoniaque dans le sang après hydrolyse par l'acide phosphorique ou l'uréase du soja.

Le réactif de Nessler, selon la formule donnée par Grigaut, contient 2 gr. 70 °/₀ de HgI, 2KI et 7 °/₀ de NaOH. Sa préparation est très simple. Prendre :

Iodure de potassium	12 grammes
Biiodure de mercure	15 grammes
Lessive de soude	180 c. c.
Eau distillée Q. S. P.	1.000 c. c.

Dissoudre l'iodure de potassium, puis le biiodure de mercure dans 100 centimètres cubes d'eau ; ajouter la lessive de soude préalablement diluée dans le reste de l'eau. N'utiliser qu'un réactif parfaitement clair et limpide dont on décantera la quantité nécessaire au moment du besoin.

Selon Grigaut, le réactif, préparé selon sa formule n'est guère utilisable avant trois mois. Nous pensons que ce délai est exagéré. Nous avons remarqué que, déjà un mois après sa préparation, le réactif de Grigault est utilisable et donne des solutions colorées parfaitement limpides avec les filtrats de sang, après action de l'uréase ou de l'acide phosphorique.

CHAPITRE IV

APPLICATION DE L'HYDROLYSE PHOSPHORIQUE AU DOSAGE DE L'URÉE DANS LE SANG

Nous avons vu, précédemment, que l'hydrolyse phosphorique est un procédé très ancien pour le dosage de l'urée dans l'urine.

Actuellement, ce procédé n'a plus de raison d'être pour l'urine, car il est plus compliqué que le procéd- à l'hypobromite et ne réalise pas une précision plus grande.

Par contre, l'hydrolyse phosphorique combinée à la Nesslérisation directe, peut être intéressante pour l'analyse du sang, car elle conduit à l'obtention d'un procédé de dosage permettant d'opérer sur de très petites quantités de sang. Chaque fois qu'un dosage rigoureux d'urée devra être pratiqué sur le sang, il est évident que le seul procédé auquel on devra avoir recours, est le procédé de Fosse au xanthydrol, si on peut opérer sur une quantité de sang suffisante. Mais lorsque cette quantité est par trop réduite, celui-ci devient plus difficile à appliquer et nécessite, dans ce cas, un outillage spécial (balances au 1/1000 de milligramme ; creuset de Gooch en platine). C'est alors que les procédés par hydrolyse combinés à la nesslérisation directe pourront rendre de grands services. Leur précision, par ailleurs, comme nous allons le voir, est suffisante et, en tous cas, *bien supérieure à celle que donnent les procédés à l'hypobromite.*

Le premier essai de dosage de petites quantités d'urée par l'hydrolyse phosphorique, a été tenté par Pettibone, à propos de l'analyse de l'urine. Voici le mode opératoire indiqué par cet auteur.

Placer 1 centimètre cube d'urine dans un grand tube à essai ; ajouter trois gouttes bien calibrées d'acide phosphorique pur, une goutte d'indicateur (alizarine) et quelques décigrammes de poudre de talc. Faire bouillir le mélange à feu nu, jusqu'à ce que la moitié de l'eau soit évaporée, ce qui demande environ deux à trois minutes. Placer alors le tube a essai dans un bain de paraffine, d'huile ou acide sulfurique et chauffer à 175-180° pendant quinze minutes. Au bout de ce temps, l'urée est complètement décomposée ; le contenu du tube est alors dissous par addition d'eau (1 à 2 c. c.) en chauffant un peu. Après addition de 0 c. c. 5 à 1 centimètre cube de solution de potasse caustique à 50 °/o, l'ammoniaque est entraînée en dix minutes par un fort courant d'air ; elle est reçue dans 25 centimètres cubes d'HCL n/50, et l'excès de l'acide est titré avec de la soude n/100, en employant l'alizarine comme indicateur. A condition que le bain de paraffine soit prêt à l'usage, cette détermination peut être faite en une demi-heure environ.

Nous avons cherché à appliquer à l'analyse du sang le procédé de dosage de l'urée par l'hydrolyse phosphorique, en y adjoignant la détermination de l'ammoniaque formée par la nesslérisation directe. Le filtrat de sang désalbuminé est additionné dans le tube à essai d'acide phosphorique sirupeux ; le mélange obtenu est porté à une température de 175-180°, jusqu'à complète hydrolyse de l'urée. Il reste alors dans le tube à essai, une masse charbonneuse de laquelle on doit séparer le charbon avant de la soumettre à la nesslérisation directe. Nous avons employé, à cet effet, la filtration sur charbon qui nous a donné toute satisfaction. Le résidu charbonneux contenu dans le tube à essai est additionné d'eau distillée et de quelques décigrammes de *charbon animal pur, exempt d'ammoniaque.* On agite vigoureusement et on jette le tout sur un petit filtre sans plis, placé sur un entonnoir de Joulie. Il filtre un liquide clair qui est recueilli dans une éprouvette graduée. On rince le tube tube à essai et le filtre, au moyen d'eau distillée que l'on ajoute au liquide précédent, dans l'éprouvette graduée.

La solution obtenue est prête au dosage par le réactif de Nessler, dosage qui s'opérera en comparant la coloration produite avec celle que donne, dans les mêmes conditions, une solution titrée de sulfate d'ammoniaque.

Notons que le filtre sur lequel s'est déposé le charbon, dans l'opération précédente, peut servir plusieurs fois à cette opération. Dans ce cas, il est inutile d'ajouter du charbon animal à la solution charbonneuse provenant de l'hydrolyse de l'urée. Il suffit de jeter directement cette solution sur le filtre contenant le dépôt de charbon animal pour obtenir un liquide limpide.

Nous nous sommes assurés que ces solutions ammoniacales, ainsi filtrées sur charbon, ne perdaient pas de leur titre, c'est-à-dire que le charbon ne retenait pas de l'alcali. Cette vérification a été faite tant avec des solutions ammoniacales pures, qu'avec les solutions ammoniacales provenant de l'hydrolyse du sang.

Avec les solutions ammoniacales pures, l'opération fut des plus simples et les liqueurs dosées directement par le réactif de Nessler, avant et après passage sur charbon, présentaient la même teinte.

Avec les solutions ammoniacales provenant de l'hydrolyse du sang désalbuminé, la coloration noirâtre empêchait la nesslérisation directe.

Nous avons alors procédé à l'entraînement à l'air de l'ammoniaque, selon la méthode de Folin (16) et nous avons pratiqué la nesslérisation sur l'ammoniaque recueilli dans une solution acide. Là, encore, le titre en ammoniaque se montra le même, avant et après passage sur charbon.

Ceci étant posé, et la technique étant ainsi définie, il nous restait à examiner :

1° La durée du chauffage à 175-180° pour obtenir l'hydrolyse complète de l'urée.

2° La dose convenable d'acide phosphorique à employer pour l'hydrolyse de l'urée contenue dans le sang.

1° Expériences sur la durée de l'hydrolyse phosphorique.

Tout d'abord, nous avons admis la température de 175-180° comme température d'hydrolyse. Certains auteurs, comme Monod et Morel, préconisent une température de 150°. Il est évident que toutes choses égales d'ailleurs, l'hydrolyse est d'autant plus rapide que la température est plus élevée ; c'est la seule raison qui nous a fait admettre 175-180°.

En second lieu, il est un fait tout à fait connu et bien mis en évidence par les auteurs antérieurs, c'est que l'hydrolyse est d'autant plus rapide que la quantité d'urée à décomposer est plus faible. Elle nécessite six heures, dans le procédé Monod et Morel, tandis que quinze minutes suffisent dans le procédé Pettibone. C'est que, dans le premier cas, on opère sur 0 gr. 10 d'urée, tandis que, dans le second cas, la quantité traitée est de l'ordre de 0 gr. 02.

Dans le procédé que nous allons indiquer, nous opérons sur des quantités beaucoup plus faibles, correspondant à la teneur de 1/2 cc. de sérum. L'hydrolyse porte, ainsi, dans les cas normaux sur 0 gr. 00015 d'urée et peut atteindre au maximum 0 gr. 004 dans les cas pathologiques où il existe une forte rétention d'urée. C'est dire que nous sommes loin des quantités traitées dans les procédés précédents, et que la durée d'un quart d'heure nécessaire dans le procédé, Pettibone (20) portant sur 0 gr. 02 d'urée, peut être considérée comme un maximum dans notre procédé où les quantités d'urée à décomposers ont beaucoup plus faibles.

Néanmoins, nous avons voulu vérifier le fait et nous avons institué une série d'expériences d'hydrolyse de l'urée en milieu phosphorique à 175-180°, en faisant varier la durée de cette hydrolyse.

Dans ces expériences, nous avons opéré sur 2 cc. de filtrat trichloracétique de sang, correspondant à 1 centimètre cube de sang que nous avons mis en présence de V gouttes normales d'acide phosphorique sirupeux. Le mélange placé dans un tube à essai a été porté au bain de paraffine. Les temps d'hydrolyse ont été comptés à partir du moment où l'eau était évaporée dans le tube à essai, la température étant maintenue à 175-180°. Nous avons pratiqué les dosages de trois minutes en trois minutes, jusqu'à quinze minutes. Le tableau suivant donne le résultat de ces expériences.

Tableau I

Influence du temps sur l'hydrolyse phosphorique à 175-180° de l'urée contenue dans 1 c. c. de sérum.

Quantités d'urée contenue dans 1 c.c. de sérum — (*En centièmes de milligramme*)	Quantités d'urée hydrolysée au bout du temps indiqué en minutes				
	3'	6'	9'	12'	15'
Nº 1. 30	15	30	30	30	30
2. 48	19	39	48	48	48
3. 80	28	52	68	80	80
4. 160	36	61	97	132	152
5. 324	41	68	160	210	280
6. 530	46	119	258	386	410

On voit, d'après ce tableau, que dans les conditions où nous nous sommes placés, l'hydrolyse est déjà complète, au bout de six minutes, pour un sérum normal. Pour les sérums des azotémiques légers, inférieurs à 1 gramme par litre, l'hydrolyse est terminée en quinze minutes. Au contraire, pour les sérums dont la teneur en urée est supérieure à 1 gramme par litre, l'hydrolyse est incomplète dans ce délai de quinze minutes.

Dans ces cas particuliers, en augmentant la durée du chauffage, on arrive à l'hydrolyse complète ; mais la chauffe doit être prolongée jusqu'à une heure lorsque la teneur en urée du sérum est particulièrement élevée. Ce temps était manifestement trop long pour rendre le procédé pratique ; il fallait chercher, dans la variation d'autres éléments, la solution du problème de l'hydrolyse complète de l'urée contenue dans le sérum des azotémiques.

On pouvait évidemment penser à réduire, dans ce cas, la prise d'essai du filtrat sanguin, de manière à faire porter l'hydrolyse sur une quantité d'urée voisine de 0 gr. 00030, chiffre qui correspond à un sérum sanguin normal, traité dans les conditions précédentes. Mais cette manière de faire a l'inconvénient d'exiger, au préalable, une approximation du taux de l'urée contenue dans le sérum examiné et de nécessiter un premier dosage d'essai.

Nous avons préféré instituer une méthode valable dans tous les cas, en renforçant la dose d'acide phosphorique employé.

2° Expériences sur la quantité d'acide phosphorique à employer pour obtenir l'hydrolyse complète.

Etant donné la température de 175-180° et la durée maxima de quinze minutes que nous nous sommes assignés pour l'hydrolyse de l'urée contenue dans 1 centimètre cube de sang, il restait à définir la quantité d'acide phosphorique sirupeux suffisante pour produire cette hydrolyse complète, dans tous les cas.

Nous avons alors fait varier les proportions d'acide phosphorique en maintenant constantes les facteurs durée de l'hydrolyse et température. Les expériences précédentes nous ayant nettement indiqué que l'hydrolyse totale est d'autant plus difficile à atteindre que les proportions d'urée présentes dans le sang sont plus importantes, nous avons fait porter ces épreuves, non seulement sur des sérums normaux, mais également, sur des sérums riches en urée.

Le tableau suivant (tableau II) montre les résultats obtenus.

Tableau II

Influence de la quantité d'acide phosphorique sur l'hydrolyse de l'urée contenue dans 1 centimètre cube de sérum et poursuivie pendant un quart d'heure à 175-180°.

Quantité d'urée à hydrolyser contenue dans 1 c. c. de sérum — (*En centièmes de milligr.*).	Quantité d'urée hydrolysée en présence de n gouttes d'acide phosphorique — (*Les chiffres romains représentent le nombre de gouttes d'acide phosphorique*)				
	III	V	X	XV	XX
N° 1 24	24	24	24	24	24
2 35	35	35	35	35	35
3 40	36	40	40	40	40
4 58	40	50	58	58	58
5 350	135	192	256	330	350
6 530	220	256	301	420	530

On voit, d'après ce tableau, que tandis que pour les sérums normaux la quantité de V gouttes d'acide phosphorique que nous avons employée dans les expériences précédentes est très suffisante, elle est manifestement insuffisante pour les sérums des azotémiques, et il faut arriver à XX gouttes d'acide phosphorique pour avoir une dose capable d'hydrolyser l'urée de 1 centimètre cube de sérum dans tous les cas. C'est donc cette dose qu'il nous faut adopter, et c'est celle qui figurera dans notre technique.

Nous allons exposer maintenant cette technique pour le dosage colorimétrique de l'urée dans le sang par l'hydrolyse phosphorique et la nesslérisation.

Procédé colorimétrique de dosage de l'urée du sang par hydrolyse et nesslérisation.

Solutions et réactifs nécessaires :

1° *Solution aqueuse de métaphosphate de soude à 20 °/₀.* — La dissolution du métaphosphate de soude dans l'eau est très laborieuse. Le meilleur moyen consiste à disposer le métaphosphate de soude dans un nouet que l'on placera à la surface de l'eau distillée et à abandonner la dissolution à elle-même pendant toute une nuit.

2° *Solution binormale d'acide chlorhydrique.* — Dans un flacon jaugé de 1 litre, placer 160 centimètres cubes d'acide chlorhydrique pur, de densité 1,17 et compléter à 1 litre, avec de l'eau distillée ; mélanger.

3° *Acide phosphorique sirupeux à 60°.*

4° *Réactif de Nessler-Grigaut.*

Iodure de potassium	12	grammes
Biiodure de mercure	15	—
Lessive de soude	180	c. c.
Eau distillée Q. S. pour . . .	1.000	—

Faire dissoudre l'iodure de potassium et le biiodure de mercure dans 100 centimètres cubes d'eau. Ajouter la lessive de soude mélangée au reste de l'eau. Agiter. Abandonner au repos pendant un mois. Utiliser le liquide clair décanté au moment du besoin.

5° *Solution étalon de sulfate d'ammoniaque.* — Dissoudre 4 gr. 716 de sulfate d'ammoniaque pur et desséché dans un litre de solution de SO^4H^2 n/5 (pour empêcher le développement des moisissures).

Prélever 10 centimètres cubes de cette solution et les étendre à 1 litre. On obtient ainsi *une solution étalon de sulfate d'ammoniaque* dont chaque centimètre cube égale 1/100 de milligramme d'azote.

En effet : une molécule de sulfate d'ammoniaque $SO^4(NH^4)^2$, pèse 132,2, et contient 28,02 d'azote. Pour avoir, en solution, 1 gramme d'azote, il faut donc prendre 132,2/28,02 = 4 gr. 716 de sulfate d'ammoniaque. La solution mère contient, ainsi, 1/1.000 de son poids d'azote, et la solution étalon, qui est 100 fois plus faible, contient le 1/100.000 de son poids d'azote, c'est-à-dire, comme nous l'avons annoncé précédemment, que 1 centimètre cube = 1/100eme de milligramme d'azote.

Technique.

Désalbuminer le sérum, le sang ou les hématies par l'acide métaphosphorique.

Dans le cas du sérum, on prendra :

Sérum	1 c. c.
Eau distillée	8 — 6
Solution de PO^3Na à 20 %	0 — 2
HCl binormal	0 — 2

Dans le cas du sang total ou des hématies, on prendra :

Sang total ou hématies.	1 c. c.
Eau distillée	8 — 2
Solution de PO^3Na à 20 %	0 — 4
HCl binormal.	0 — 4

Mélanger d'abord le sérum ou le sang, l'eau distillée et le métaphosphate; ajouter l'acide chlorhydrique, agiter et filtrer, après une minute de contact (un contact plus prolongé ne nuit pas à l'opération).

Dans un grand tube à essai, placer 5 centimètres cubes de filtrat métaphosphorique précédent, correspondant à 0 c. c. 5 de sérum, de sang total ou d'hématies, X gouttes normales d'acide phosphorique sirupeux, et porter le tube au sein d'un bain de paraffine chauffé à 175-180°.

Le premier stade de chauffage correspond à l'évaporation de l'eau. Le mélange mousse parfois abondamment ; il faut alors retirer le tube du bain de paraffine et le placer simplement à la surface, de manière à avoir un chauffage moins fort. On surveillera cette opération jusqu'à évaporation de l'eau, après quoi le tube est maintenu au sein du bain de paraffine pendant un quart d'heure, temps nécessaire à l'hydrolyse complète de l'urée.

L'hydrolyse terminée, le tube est sorti du bain de paraffine. On le laisse refroidir pendant une minute ou deux, on l'emplit aux trois quarts d'eau distillée, on ajoute quelques décigrammes de charbon animal (1). On agite vigoureusement, on jette le tout sur un petit filtre sans plis, placé sur un entonnoir de Joulie et on recueille le liquide dans une éprouvette graduée de

1. Dans le cas où on aurait un filtre provenant d'une opération précédente, et sur lequel une couche de charbon animal se trouve déjà déposée, l'addition de charbon à la solution devient inutile. On jettera, alors, directement sur ce filtre, le résidu d'hydrolyse, dissous dans l'eau.

50 centimètres cubes. Si le liquide qui filtre n'était pas parfaitement clair, il suffirait de le passer, à nouveau, sur le filtre charbonneux. Le tube à essai est rincé à plusieurs reprises avec de l'eau distillée, que l'on jette sur le filtre et que l'on recueille dans l'éprouvette graduée de 50 centimètres cubes. On continue cette opération jusqu'à concurrence de 35 centimètres cubes de liquide dans l'éprouvette. La solution est alors prête pour la nesslérisation.

On prépare alors un étalon colorimétrique en plaçant, dans une seconde éprouvette de 50 centimètres cubes : 7 centimètres cubes de la solution étalon titrée de sulfate d'ammoniaque (c'est-à-dire 7 centièmes de milligramme d'azote ammoniacal), X gouttes normales d'acide phosphorique sirupeux et Q. S. d'eau distillée pour 35 centimètres cubes. On mélange.

Les deux solutions étalons ainsi amenées à 35 centimètres cubes, sont additionnées de 15 centimètres cubes de réactif de Nessler-Grigaut. Il suffit de compléter les deux solutions à 50 centimètres cubes avec le réactif de Nessler pour arriver à ce résultat.

On obtient ainsi deux solutions colorées qui se maintiennent limpides pendant très longtemps et qui sont prêtes pour l'examen colorimétrique.

Nota. — La détermination colorimétrique doit toujours porter sur des colorations voisines. Dans le cas de sérums très riches en urée, la solution hydrolysée sera *préalablement étendue* de manière à obtenir une teinte voisine de celle de l'étalon. On réduira parallèlement l'addition d'acide phosphorique dans la solution étalon, de façon à avoir la même acidité des deux côtés. On tiendra compte de la dilution dans les calculs.

Examen colorimétrique.

L'examen colorimétrique se fera facilement, au moyen de l'appareil de Duboscq. On placera, par exemple, la solution la moins colorée, dans l'une des cuves du colorimètre sous 40 millimètres d'épaisseur. On placera la solution la plus colorée dans l'autre cuve du colorimètre et on fera varier l'épaisseur jusqu'à égalité des teintes.

Soit N l'épaisseur correspondant alors à cette couche colorée, épaisseur donnée par simple lecture sur l'appareil.

Pour les calculs, il y a trois cas à considérer :

1° *Les colorations sont égales de part et d'autre.* Le sérum ou le sang contiennent alors 0 gr. 30 d'urée par litre.

2° *La solution correspondant au sang est la plus forte.* — La teneur du sang est donnée par la formule suivante :

Urée par litre de sang = 0 gr. 30 $\times$ 40/N = 12 N gr.

3° *La solution correspondant au sang est la plus faible.* — La teneur du sang est alors donnée par la formule suivante :

Urée du sang par litre = 0 gr. 30 $\times$ N/40.

Explication des calculs.

Dans le cas où la coloration correspondant au sang est égale à la coloration de l'étalon, la teneur en urée du sang égale 0 gr. 30. En effet, nous avons mis dans l'étalon 7 centimètres cubes de la solution étalon de sulfate d'ammoniaque dont chaque centimètre cube égale 1/100 de milligramme d'azote, ce qui fait 0 gr. 00007 d'azote provenant de l'hydrolyse de l'urée lesquels rapportés au litre font 0 gr. 14 d'azote ureïque.

Or, le rapport des poids moléculaires de l'urée et de l'azote est de 60/28, c'est-à-dire que 28 grammes d'azote correspondent à 65 grammes d'urée ; 0 gr. 14 d'azote correspondent ainsi à 0 gr. 30 d'urée.

Lorsque les solutions sont d'intensité colorée inégale, le chiffre d'urée du sang se dégage de la loi générale de la colorimétrie, à savoir que l'égalité de teinte étant réalisée au colorimètre, *les teneurs des solutions en présence sont inversement proportionnelles aux hauteurs sous lesquelles elles sont examinées.*

Si l'on désigne par H l'épaisseur de l'étalon dont la concentration est C et par H' l'épaisseur sous laquelle est examinée la solution correspondant au sang dont la concentration cherchée est X, on aura la proposition suivante :

$$X/C = H/H'$$

d'où

$$X = CH/H'$$

Dans le cas particulier où nous nous sommes placés, C = 0 gr. 30, H ou H', suivant les cas, égalent 40.

1° Dans le cas où la solution correspondant au sang est la plus forte, nous avons convenu de mettre l'étalon à 40 millimètres, c'est-à-dire de faire H = 40. On aura alors :

$$X = 0 \text{ gr. } 30 \times 40/H' = 12/H' \text{ grammes}$$

2° Dans le cas où la solution correspondant au sang est la plus faible, nous avons convenu de mettre cette solution à 40 millimètres au colorimètre, c'est-à-dire de faire H' égal à 40. On aura alors :

$$X = 0{,}30 \times H/40$$

Ces deux formules sont identiques à celles que nous avons données précédemment où nous avons convenu de désigner par N dans chaque cas, l'épaisseur de la solution la plus forte, l'épaisseur de la solution moins forte étant toujours placée à 40 millimètres au colorimètre de Duboscq.

Nota. — Dans le cas de sérums très chargés en urée et où on aura dû préalablement procéder à une certaine dilution, les calculs sont les mêmes. Il suffira ensuite de multiplier le chiffre obtenu par la dilution.

Précautions à prendre dans l'emploi du colorimètre de Dubosq.

D'une manière générale, le colorimètre implique une certaine incertitude dans l'appréciation des teintes, incertitude qui est fonction de l'opérateur et qui constitue un facteur personnel. Nous retrouvons cette même incertitude dans l'appréciation des pouvoirs rotatoires au polarimètre.

Avec un peu d'habitude, on arrive à une très grande précision dans l'appréciation des teintes, et l'erreur que l'on peut faire n'excède jamais 1 °/₀. Un excellent exercice dans le maniement du colorimètre de Duboscq consiste à placer la même solution colorée dans les deux cuves de l'appareil et, maintenant fixe l'une des épaisseurs du liquide, faire varier l'autre épaisseur jusqu'à égalité des teintes. Les chiffres lus sur l'appareil doivent alors être identiques. Il est rare qu'au bout de quelques déterminations, on n'arrive pas à l'approximation que nous venons d'indiquer.

Ceci étant posé, l'emploi de l'appareil Duboscq nécessite certaines précautions élémentaires que nous croyons bon de signaler si l'on veut arriver à un dosage parfait.

1° Les parties optiques de l'appareil doivent être préservées de la poussière et maintenues dans un état de propreté impeccable. Le plus simple est de garder l'appareil sous une cloche de verre lorsqu'on ne s'en sert pas et de bien nettoyer les cylindres plongeurs après chaque opération ;

2° Bien vérifier, avant chaque opération colorimétrique, que les deux cylindres de verre *sont vissés à fond* et que les deux graduations des échelles du colorimètre coïncident. Pour ce faire, verser dans les deux cuves de l'appareil, la même solution colorée et amener l'égalité des teintes au moyen des vis. La lecture des verniers doit alors, indiquer le même chiffre.

3° Placer l'appareil dans une bonne position par rapport à la lumière, de manière à ce que les deux plages soient également éclairées. Il faut éviter de mettre le colorimètre trop près d'une fenêtre. La meilleure position pour faire la lecture est de disposer le colorimètre au milieu du laboratoire, face à l'incidence lumineuse et de faire la détermination en se plaçant sur le côté de l'instrument et non en arrière.

Critique du précédent procédé. Sa comparaison avec le procédé de Fosse au xanthydrol

On pourrait reprocher au procédé par l'hydrolyse phosphorique de n'être pas absolument spécifique de l'urée et de produire de l'ammoniaque à partir d'autres substances azotées contenues dans le sang. A la vérité, l'action hydrolytique ne s'exerce que fort peu sur ces différentes substances et, étant donné le taux minime de celles-ci dans le sang par rapport à l'urée, il ne s'en suit pas une cause d'erreur appréciable.

Pour nous rendre compte de l'étendue de cette cause d'erreur, nous avons fait agir l'acide phosphorique sur un milieu artificiel contenant en solution, les substances azotées non protéiques du sang, moins l'urée et l'ammoniaque, dans les proportions où elles se trouvent dans le sang. La solution dont nous nous sommes servis répondait à la composition suivante :

Glycocolle.	0 gr. 01
Tyrosine	0 gr. 01
Leucine	0 gr. 01
Tryptophane.	0 gr. 01
Créatine	0 gr. 05
Xanthine	0 gr. 01
Acide urique	0 gr. 05
Eau.	1.000 grammes

Ce milieu, traité dans les mêmes conditions que le sang, par la technique précédente, ne nous a fourni que des quantités infimes d'ammoniaque donnant une réaction à peine positive au réactif de Nessler et correspondant à peine à un centigramme, au maximum, d'azote par litre. C'est dire que la cause d'erreur due à l'hydrolyse de ces substances est pratiquement négligeable.

Pour connaître la valeur réelle de cette méthode de dosage de l'urée, nous avons procédé, par comparaison, avec la méthode rigoureuse de Fosse. Nous avons employé dans ces recherches le procédé classique au xanthydrol, tel qu'il a été indiqué par Fosse (28).

15 centimètres cubes de sérum sont additionnés de 15 centimètres cubes de réactif de Tanret (1). On mélange et on filtre ou on centrifuge. Le liquide clair (correspondant à la moitié de son volume de sérum) est alors

1. Rappelons que le réactif de Tanret préconisé par Fosse répond à la ormule suivante :

$HgCl^2$	2 gr. 71
KI.	7 gr. 20
Acide acétique cristalisable .	66 c.c³ 6
Eau Q. S. pour.	100 c.c³.

additionné d'acide acétique cristallisable et de xanthydrol dans les proportions suivantes :

Filtrat de sérum	10 cent. cubes
Acide acétique cristallisable . . .	10 cent. cubes
Solution au 1/10e de xanthydrol dans l'alcool méthylique absolu . . .	1 c. c. 5 (1)

Laisser en contact deux heures ; il se produit un précipité de dixanthylurée que l'on recueille sur deux filtres équilibrés placés sur un entonnoir de Büchner et imprégnés préalablement d'acide acétique à 50 °/₀, puis séchés à la trompe. On fait d'abord couler le liquide clair au centre du filtre, puis, goutte à goutte, la bouillie cristalline. La dixanthylurée s'assemble au milieu du filtre sous forme d'un disque blanc. On rince le vase ensuite avec quelques centimètres cubes d'alcool méthylique absolu qu'on verse ensuite sur le précipité. On continue ce lavage en employant en tout, 5 à 10 centimètres cubes au maximum d'alcool méthylique.

Les deux filtres sont ensuite séchés une heure à 100°. On les sépare et on pèse. La différence de poids des deux filtres placés sur les deux plateaux d'une balance de précision donne le poids de dixanthylurée. On aura le poids d'urée correspondant en divisant par 7 le poids de la dixanthylurée.

La comparaison entre les résultats obtenus par le procédé de Fosse et le procédé d'hydrolyse que nous

1. Dans le cas où le taux de l'urée dépasse 2 grammes par litre la proportion de xanthydrol est portée à 3 centimètres cubes.

venons d'indiquer est montrée par le tableau suivant (Tableau III). La différence, comme on le voit, n'est pas excessive entre les chiffres fournis par les deux procédés et n'excède guère 10 %, dans les cas les moins favorables. Cette différence, en tout cas, est bien moins accusée que pour l'hypobromite où les chiffres, comme l'a montré Laudat, excèdent de 25 à 75 % ceux que fournit la méthode de Fosse.

TABLEAU III

Comparaison entre le procédé de Fosse au xanthydrol et le procédé par hydrolyse phosphorique pour le dosage de l'urée dans le sang.

SÉRUMS	RÉSULTATS OBTENUS RAPPORTÉS AU LITRE DE SÉRUM		DIFFÉRENCE entre les deux procédés
	Procédé Fosse	Procédé par hydrolyse phosphorique	
Nos 1	0 gr. 28	0 gr. 31	0 gr. 03
2	0 gr. 36	0 gr. 40	0 gr. 04
3	0 gr. 51	0 gr. 53	0 gr. 02
4	0 gr. 98	1 gr. 05	0 gr. 07
5	2 gr. 50	2 gr. 61	0 gr. 11
6	3 gr. 80	3 gr. 98	0 gr. 18

Les chiffres plus élevés obtenus par le procédé que nous venons d'indiquer s'expliquent, non seulement par une action hydrolyque légère de l'acide phosphorique sur les substances azotées autres que l'urée, mais surtout, par le fait que l'ammoniaque préexistant dans le sang se trouve compris dans les résultats et compté comme urée. Pour avoir un résultat plus exact, il faudrait retrancher, du chiffre obtenu, la part qui revient à l'ammoniaque du sang.

L'action de l'hypobromite de soude sur les substances azotées du sang autres que l'urée est beaucoup plus importante que celle de l'acide phosphorique employé dans les conditions que nous indiquons. Nous avons comparé les chiffres fournis par notre procédé avec ceux que donne le procédé à l'hypobromite. Les résultats consignés dans le tableau suivant (Tableau IV) montrent que le taux de l'urée calculé d'après le dégagement d'azote par l'hypobromite est toujours plus élevé que celui obtenu par notre procédé par hydrolyse et nesslérisation.

Dans ces expériences, le dosage de l'urée par l'hypobromite a été fait sur la cuve à mercure au moyen de l'uréomètre de Grimbert et après défécation du sang par l'acide métaphosphorique, selon la technique indiquée par Grigaut et Zizine et mentionnée page 16 . Le filtrat métaphosphorique obtenu, correspondant à la moitié de son volume de sang, est introduit à la dose de 10 centimètres cubes dans l'uréomètre. On alcalinise par la soude, en présence de phénolphtaleïne, on ajoute 6 centimètres cubes d'hypobromite et on agite. Du volume d'azote dégagé, on en déduit le poids d'urée par comparaison avec le volume d'azote dégagé dans les mêmes conditions, par une solution titrée d'urée pure selon la méthode du professeur Grimbert (21).

Tableau IV

Comparaison entre le procédé par hydrolyse phosphorique et le procédé à l'hypobromite pour le dosage de l'urée dans le sang.

Sérums	Résultats obtenus rapportés au litre de sérum		Différence entre les deux méthodes
	Par l'hypobromite	Procédé par hydrolyse phosphorique	
Nos 1.	0 gr. 32	0 gr. 26	0 gr. 06
2.	0 gr. 49	0 gr. 38	0 gr. 11
3.	0 gr. 62	0 gr. 54	0 gr. 08
4.	1 gr. 22	1 gr. 10	0 gr. 12
5.	2 gr. 97	2 gr. 70	0 gr. 27
6.	5 gr. 82	5 gr. 30	6 gr. 52

CHAPITRE V

APPLICATION DE L'HYDROLYSE PAR L'URÉASE AU DOSAGE DE L'URÉE DANS LE SANG

Nous nous sommes adressés, pour cette hydrolyse, à l'uréase contenue dans la graine de soja. L'uréase de soja a été découverte en 1909, par Takeuchi (29), et cet auteur reconnut immédiatement son action spécifique sur l'urée. C'est ainsi qu'il fit agir, sans résultat, ce ferment successivement sur l'alanine, l'allantoïne, l'arginine, la benzamide, la glycine, la guanine, la tyrosine, l'histidine, la créatinine, l'acide urique, l'acide hippurique et le biuret.

Contrairement à l'hydrolyse chimique, nous sommes donc ici en présence d'un agent électif d'hydrolyse vis-à-vis de l'urée. La spécifité de l'hydrolyse uréïque dièrent les conditions optima de l'action de l'uréase du soja. Ils montrèrent que l'activité du ferment est renforcée par une acidité légère, tandis que l'alcalinité atténue ses effets. Au fur et à mesure que se poursuit l'hydrolyse, le carbonate d'ammoniaque qui se forme vient, par son alcalinité, contre-balancer l'action de l'uréase. C'est pour cette raison qu'il est nécessaire de faire agir le ferment en milieu acide pour obtenir l'hydrolyse totale de l'urée. Mais il faut prendre garde, d'autre part, d'acidifier trop le milieu car, une acidité trop élevée entrave également son action.

Un second facteur important de l'hydrolyse est la température.Les expériences de Van Slyke et Cullen (23) montrent que pour chaque degré d'augmentation de la température entre 10° et 50°, le temps de réaction est réduit de moitié. Entre ces limites, le coefficient d'accélération est sensiblement constant et, en moyenne, de 1,91. Il est de 2,20 entre 0° et 10° et de 1,09 seulement entre 50° et 60°. La température optima est aux environs de 60°.

On doit à Grigaut et Guérin (19) une étude détaillée de l'action de l'uréase de soja sur le sérum sanguin. Mettant en contact un volume de sang avec deux volumes d'une suspension de farine de soja à 1 °/₀, ces auteurs montrèrent que l'hydrolyse de l'urée est complète en deux heures, à la température ordinaire, et en quinze minutes à 50°. Ils étudièrent également l'influence de l'acidité du milieu sur la vitesse de l'hydrolyse. Le sel acide dont ils se sont servis est le phosphate acide de sodium. La dose la plus favorable de phosphate acide de sodium a été déterminée en étudiant l'action activante comparée de doses croissantes de ce sel, dans les milieux où la température ayant été réduite, la réaction ne pouvait atteindre que très lentement son complet développement. Les courbes, construites par ces auteurs, et rapportées dans le *Journal de Pharmacie et de Chimie*, montrent que, dans les conditions où ils se sont placés, la teneur optima, en phosphate acide de soude de leur suspension de farine de soja, est de 0 gr. 40 °/₀.

Les recherches que nous avons poursuivies, de notre côté, confirment celles des auteurs précédents en ce qui concerne l'action favorisante du phosphate, du phosphate acide de sodium et de la température.

1° Influence de la dose de phosphate acide de sodium.

Le tableau V met en évidence l'influence du phosphate acide de soude. Nous avons employé, pour cette expérience. une suspension de farine de soja à 1 °/₀ additionnée ou non de phosphate de soude. La technique employée fut celle-ci :

1 centimètre cube de sérum, dont le titre exact en urée avait été déterminé par la méthode de Fosse, fut additionné de 2 centimètres cubes de suspension de farine de soja et abandonné un temps déterminé à la température de 12°. Nous avons, à dessein, choisi une température basse pour diminuer la vitesse de l'hydrolyse

et mieux dissocier le phénomène. Au bout du temps indiqué, le mélange sérum-soja fut désalbuminé et l'ammoniaque formée, dosée par nesslérisation directe.

La dose optima de phosphate acide de sodium ressort de cette expérience. Les colonnes correspondant à un temps d'hydrolyse de deux heures et de douze heures apprennent peu de chose. On voit simplement que l'hydrolyse n'est complète qu'à partir d'une dose de 0 gr. 20 °/₀ de phosphate acide de soude dans la suspension de farine de soja.

La colonne correspondant à une heure de macération met, au contraire, nettement en évidence la dose optima de phosphate acide de soude à employer. On voit que le taux de l'hydrolyse uréïque va en croissant pour les teneurs de 0 à 0 gr. 50 °/₀ de phosphate acide de soude, puis décroit ensuite jusqu'à la teneur de 1 gramme.

La courbe d'hydrolyse passe ainsi par un maximum situé entre 0 gr. 50 et 0 gr. 60 de phosphate acide de soude pour 100 centimètres cubes de suspension de soja à 1 °/₀. Ce chiffre est voisin de celui de 0 gr. 40 trouvé par Grigaut. Nous adopterons, pour notre procédé, le chiffre de 0 gr. 50 déterminé par ces expériences.

TABLEAU V

Influence du phosphate acide de sodium dans l'hydrolyse de l'urée par l'uréase de soja.

Teneur en urée °/oo du sérum examiné	Dose de PO^4NaH^2 employée °/o	QUANTITÉ D'URÉE HYDROLYSÉE AU BOUT DU TEMPS INDIQUÉ		
		1 heure à 12°	2 heures à 12°	12 heures à 12°
3 gr. 02	0 gr. 05	2 gr.	2 gr. 92	2 gr. 94
—	0 gr. 10	2 gr. 30	2 gr. 94	2 gr. 94
—	0 gr. 20	2 gr. 36	3 gr. 02	3 gr. 02
—	0 gr. 40	2 gr. 78	3 gr. 02	3 gr. 02
—	0 gr. 50	2 gr. 84	3 gr. 02	3 gr. 02
—	0 gr. 60	2 gr. 84	3 gr. 02	3 gr. 02
—	0 gr. 70	2 gr. 26	3 gr. 02	3 gr. 02
—	0 gr. 80	2 gr. 24	3 gr. 02	3 gr. 02
—	0 gr. 90	2 gr. 12	3 gr. 02	3 gr. 02
—	1 gr.	1 gr. 96	3 gr. 02	3 gr. 02

2° Influence de la température.

Une seule expérience rapportée par le tableau VI, suffira à nous montrer l'influence de la température sur l'hydrolyse de l'urée par la farine de soja. Dans cette expérience, nous avons mis en contact un volume de sérum et deux volumes de suspension de soja à 1 °/o, additionnée de 0 g. 50 de phosphate acide de soude. Au bout de un quart d'heure de chauffage, les tubes à essai contenant le mélange sérum soja, furent désalbuminés et l'ammoniaque dosée par nesslérisation directe. On voit d'après cette expérience, que pendant ce délai, l'hydrolyse n'est complète qu'à la température de 60°, mettant, nettement, en évidence cette température, comme température optima de réaction.

TABLEAU VI

Influence de la température dans l'hydrolyse de l'urée par l'uréase de soja.

TENEUR en urée °/oo du sérum examiné	QUANTITÉ D'URÉE HYDROLYSÉE en un quart d'heure à la température indiquée *Les chiffres sont rapportés au litre de sérum*					
	40°	50°	60°	70°	80°	100°
3 gr. 60	2 gr. 80	2 gr. 81	3 gr. 60	3 gr. 05	1 gr. 52	0 gr. 62

3° Influence du temps.

Pour mettre en évidence ce facteur, nous avons opéré à la température ambiante, le sérum étant additionné, comme précédemment, de deux fois son volume d'une suspension de farine de soja à 1 °/o, contenant 0 gr. 50 °/o de phosphate acide de soude. Le tableau VII montre que, dans ces conditions, l'hydrolyse totale est obtenue en deux heures.

TABLEAU VII

Influence du temps dans l'hydrolyse de l'urée par l'uréase de soja.

Teneur en urée °/₀₀ du sérum examiné	Température	QUANTITÉ D'URÉE HYDROLYSÉE au bout du temps indiqué et rapportée au litre de sérum					
		1/2 heure	1 heure	2 heures	3 heures	6 heures	12 heures
Nos 1 0 gr. 22.	9°	0 gr. 17	0 gr. 22	0 gr. 22	0 gr. 22	0 gr. 22	0 gr. 22
2 0 gr. 34.	11°	0 gr. 32	0 gr. 33	0 gr. 34	0 gr. 34	0 gr. 34	0 gr. 34
3 0 gr. 37.	12°	0 gr. 21	0 gr. 35	0 gr. 37			
4 0 gr. 62.	11°	0 gr. 27	0 gr. 43	0 gr. 62			
5 3 gr. 20.	12°		3 gr. 05	3 gr. 20			

4° Influence de la proportion d'uréase.

Il est à notre avis un facteur, dans l'hydrolyse de l'urée par les ferments, qui n'a pas été suffisamment étudié par les auteurs antérieurs : c'est la quantité d'uréase mise en réaction par rapport à la quantité d'urée. Plus la quantité d'uréase est grande par rapport à l'urée, plus rapide est l'hydrolyse.

Le tableau VIII met en lumière ce fait. On voit que, lorsque la quantité d'urée est faible (n° 6 du tableau), l'hydrolyse est complète avec une quantité restreinte d'uréase (1 volume), tandis que avec la même quantité d'uréase, l'hydrolyse est incomplète avec une proportion plus élevée d'urée (n° 5 du tableau).

TABLEAU VIII

Influence de la proportion d'uréase dans l'hydrolyse de l'urée.

TENEUR en urée °/₀₀ de sérum examiné	CONDITIONS de l'hydrolyse	VOLUME DE SUSPENSION de farine de soja à 1 °/o ajoutée à 1 cc. de sérum				
		1 vol.	2 vol.	3 vol.	4 vol.	9 vol.
Nos 1. 3 gr. 22	2 h. à 14°	1,26	1,90	3,01	3,05	3,22
2. 1 gr. 15	— —	0,98	1,15			
3. 0 gr. 81	— —	0,78	0,81			
4. 2 gr. 90	12 h. à 15°	2,78	2,90			
5. 1 gr. 80	15 h. à 56°	1,51	1,80			
6. 0 gr. 44	— —	0,22	0,22		0,22	
		Quantités d'urée hydrolysée rapportées au litre de sérum.				

Il nous a semblé qu'au lieu de pratiquer l'hydrolyse à la température optima (56°), il était plus simple d'opérer à la température ambiante, en renforçant l'action du ferment par l'emploi d'une quantite plus grande de farine de soja. Les expériences que nous avons entreprises dans ce sens, montrent que, dans l'espace d'un quart d'heure, l'urée de 1 centimètre cube de sérum, *quelle que soit son importance,* est, dans tous les cas, hydrolysée. Nous nous sommes pour la préparation de la suspension de soja arrêtés à la formule suivante, dont nous employons 2 centimètres cubes pour 1 centimètre cube de sérum :

Farine de soja . . . . 5 gr.
Phosphate acide de sodium . . . . . 0 gr. 50
Eau distillée . . . . 100 cc.

C'est cette formule que nous retrouverons, tout à l'heure, dans l'exposé de notre méthode de dosage de l'urée du sang, par l'uréase et la nesslérisation.

Principaux procédés de dosage de l'urée utilisant la farine de soja.

Avant d'exposer notre procédé personnel, nous allons passer en revue les principaux procédés antérieurs de dosage de l'urée par l'uréase de la farine de soja.

1° Procédé de Marshall (25).

Le procédé de Marshall est l'un des premiers, en date, utilisant l'uréase de la farine de soja pour le dosage de l'urée.

Pour la préparation de la solution d'uréase, 25 grammes de farine de soja sont mélangés à 250 centimètres cubes d'eau distillée et abandonnés au repos pendant une heure, en agitant fréquemment. On ajoute alors 25 centimètres cubes de HCI n/10 et la mixture est portée au bain marie à 35°, pendant environ cinq minutes. Il se précipite des protéïnes ; on filtre ; on additionne le filtrat de quelques gouttes de toluène et on l'enferme dans un flacon bouché. Par le repos, le liquide clair devient opalescent et il se forme finalement un précipité ; mais la solution reste suffisamment active pour qu'on puisse l'employer encore pendant cinq jours après sa préparation.

sérum auxquelles on ajoute 0,5 à 1 centimètre cube de toluène. Dans l'un de ces tubes, on place, en outre, 1 centimètre cube de l'extrait de soja précédent. Si on a suffisamment de sérum, on peut employer des portions de 10 centimètres cubes. On obtient néanmoins des résultats très satisfaisants en employant, pour chaque tube, 5 centimètres cubes et même 3 centimètres cubes de sérum. Les tubes sont bouchés et abandonnés à la température ordinaire jusqu'à ce que la conversion de l'urée en carbonate d'ammoniaque soit complète. La réaction est terminée en quatre heures. Le contenu du tube où se trouve le sérum et le soja est transvasé dans une éprouvette, en rinçant ensuite le tube avec 5 centimètres cubes d'eau que l'on ajoute au liquide contenu dans l'éprouvette. Ajouter alors 2 grammes de NaCl, un égal volume d'alcool et un peu de pétrole (pour empêcher le liquide de mousser) et entraîner l'ammoniaque au moyen d'un rapide courant d'air dans un flacon d'Erlenmeyer contenant 25 centimètres cubes d'HCl n/10. La portion d'acide neutralisée correspond à l'ammoniaque formée par l'hydrolyse de l'urée, + l'ammoniaque préexistant dans le sérum. La même opération répétée avec le second tube à essai ne contenant que le sérum donnera la quantité d'ammoniaque préexistant dans le sérum. Il suffira de déduire ce chiffre du chiffre précédent pour avoir la quantité d'ammoniaque correspondant à l'urée et, partant, la quantité d'urée contenue dans le sérum.

2° Procédé Van Slyke et Cullen (22).

Van Slyke et Cullen remarquèrent que l'uréase du soja peut être facilement préparée sous forme d'une poudre soluble et très active dont l'activité peut être dosée et qui se conserve indéfiniment.

La préparation très simple est basée sur le fait que lorsqu'une solution de l'enzyme est versée dans une quantité d'acétone suffisamment grande pour que l'enzyme soit sur le champ complètement deshydraté, celui-ci se précipite en perdant très peu de son activité. Le précipité séché dans le vide et pulvérisé se garde indéfiniment. La partie active se dissout presque instantanément dans l'eau et il ne reste qu'une petite partie d'un résidu insoluble. Le volume d'acétone utilisé dans cette préparation doit être dix fois le volume de la solution employée.

On peut, aussi, plus simplement, concentrer dans le vide à froid, et au-dessus de l'acide sulfurique, la solution aqueuse extractive de la farine de soja.

Technique. — 3 centimètres cubes de sang ou de sérum sont mélangés avec 3 centimètres cubes d'une solution à 0 gr. 60 °/₀ de PO^4H^2K et 1 centimètre cube de la solution d'uréase à 10 °/₀. Ajouter alors cinq gouttes d'alcool caprylique et abandonner au repos dix minutes à la température ordinaire. On additionne ensuite la mixture hydrolysée de 4 à 5 grammes de carbonate de potasse et on entraîne l'ammoniaque au moyen d'un rapide courant d'air dans un récipient contenant 15 centimètres cubes d'acide n/100. L'excès d'acide est ensuite titré par la soude n/100.

Le calcul de l'urée est extrêmement simple car, chaque centimètre cube d'acide n/100 neutralisé, correspond à 0,01 d'urée pour cent. On ne tient pas compte de la petite quantité d'ammoniaque préexistant dans le sang et qui ne constitue pas une cause d'erreur appréciable.

Procédé de Folin et Denis (26).

Ces auteurs utilisent une suspension de farine de soja préparée en mettant, dans un mortier 5 grammes de farine de soja que l'on triture avec 15 grammes d'eau, jusqu'à obtention d'une pâte homogène. Ajouter ensuite davantage d'eau et mélanger. Transvaser la mixture dans un flacon en employant, en tout, environ 400 centimètres cubes d'eau, puis ajouter 100 centimètres cubes d'alcool pour parfaire le volume à 500 centimètres cubes. Cette suspension peut se conserver au moins pendant quarante-huit heures à la température ordinaire.

Technique. — A 5 centimètres cubes de sang oxalaté frais, contenus dans un flacon jaugé de 50 centimètres cubes, ajouter environ 0 gr. 10 de farine de soja, sous forme de la suspension à 1 °/₀ précédente. Boucher et abandonner au repos une heure. Ajouter, ensuite, 25 centimètres cubes d'eau, 2 centimètres cubes de solution fraîchement préparée d'acide métaphosphorique à 25 °/₀ et compléter au volume. Mélanger soigneusement; laisser reposer au moins quarante-cinq minutes (ou toute la nuit sans inconvénient) et filtrer. Au filtrat, ajouter 0 gr. 50 de charbon de sang de Merck, bien agiter et filtrer.

Dans le cas de sang normal, ou sensiblement normal, placer 10 centimètres cubes de filtrat (correspondant à 1 centimètre cube de sang) dans un flacon jaugé de 25 centimètres cubes, puis 5 centimètres cubes de réactif Nessler [1] ; compléter au volume ; mélanger et comparer de suite au colorimètre avec une solution colorée étalon. Celle-ci sera obtenue en plaçant dans un flacon de 50 centimètres cubes, 0 mgr. 25 d'azote ammoniacal que l'on nesslérisera avec 10 centimètres cubes de réactif de Nessler.

Procédé de Folin et Wu (18).

Folin et Wu crurent nécessaire de renoncer au procédé précédent de nesslérisation directe qui nécessitait l'emploi de charbon de Merck et, malgré cela, ne fournissait pas encore de solution colorée limpide pendant un temps suffisant. Ils en revinrent à la distillation ou à l'entraînement à l'air, suivi de la nesslérisation de l'ammoniaque ainsi séparé du liquide d'hydrolyse.

Pour préparer la solution d'uréase, ils placent dans un flacon de 200 centimètres cubes, 3 grammes de poudre de permutite qu'ils lavent à l'acide acétique à 2 °/₀,

1. Le réactif de Nessler dont se servent les auteurs contient 2 °/₀ de NaOH. Il se prépare en mélangeant 300 centimètres cubes d'une solution d'iodure double de potassium et de mercure avec 200 centimètres cubes de NaOH à 10 °/₀ et 500 centimètres cubes d'eau.

puis à l'eau. Ils ajoutent ensuite, à la permutite contenue dans le flacon 100 centimètres cubes d'alcool à 30° et 5 grammes de farine de fèves Jacques (1). Agiter dix minutes, filtrer et recevoir ce filtrat dans 3 ou 4 petites bouteilles que l'on placera à la glacière. L'activité du ferment se conserve ainsi, pendant trois ou quatre semaines.

L'originalité de ce procédé de préparation de l'uréase consiste dans l'emploi de la permutite, silicate d'alumine minéral, découvert par Gans (30) et qui possède la propriété d'absorber l'ammoniaque. On obtient ainsi, un ferment uréolytique exempt d'ammoniaque.

Technique. — Désalbuminer le sang par l'acide tungstique. A un volume de sang, ajouter 7 volumes d'eau et mélanger. Ajouter ensuite, 1 volume d'une solution de tungstate de sodium à 10 %; mélanger. Additionner alors la mixture de 1 volume de $SO^4 H^2$ 2/3 N, agiter vigoureusement et filtrer.

Dans un tube à essai, placer 5 centimètres cubes du filtrat tungstique précédent (correspondant à 1/2 c. c. de sang), deux gouttes d'une solution de pyrophosphate répondant à la formule suivante :

Pyrophosphate de soude.	140 gr.
Acide phosphorique glacial	20 —
Eau Q. S. pour	1.000 c. c.

1. La fève Jacques (Canavalia Ensiformis) contient 15 fois plus d'uréase que le soja, et l'extrait de cette fève contient beaucoup moins de résidu solide que celui du soja.

Puis, ajouter 0 c. c. 5 à 1 centimètre cube de la solution précédente d'uréase, et immerger le tube à essai dans un bain marie d'eau chaude n'excédant pas une température de 55° où on le laissera cinq minutes. On peut, plus simplement, abandonner le tube dix à quinze minutes à la température ordinaire.

Il reste ensuite à additionner le mélange de carbonate de soude et à entraîner l'ammoniaque formée dans une solution légèrement acide, soit par distillation, soit par aération. Le dosage de l'ammoniaque se fait alors par nesslérisation.

Procédé Grigaut et Guérin (27).

Préparer une solution aqueuse de soja répondant à la formule :

Farine de soja tamisée (tamis n° 45) . .	1 gr.
Phosphate acide de sodium pur	0 — 40
Eau distillée exempte d'ammoniaque . .	100 —

Dissoudre le phosphate acide de soude dans l'eau distillée; triturer dans un mortier la farine de soja avec un peu de la solution de phosphate acide, puis ajouter le reste de cette solution. Conserver dans un flacon et agiter au moment du besoin. La suspension de soja perd assez rapidement son activité et doit être renouvelée tous les deux ou trois jours environ.

Technique. — 1 à 3 centimètres cubes de sérum ou de plasma, de sang total ou de globules, sont placés dans grand tube à essai et additionnée de deux fois leur volume de la suspension de farine de soja agitée. Mélanger et porter à l'étuve ou au bain marie à 56° pendant un quart d'heure en agitant de temps en temps.

On ajoute alors, à la mixture hydrolysée, son volume d'acide trichloracétique à 20 °/ₒ ; on mélange en agitant énergiquement et on filtre. On obtient ainsi, un filtrat trichloracétique qui représente une dilution au 1/6 de sérum, de plasma, de sang total ou de globules.

Dans un flacon jaugé de 50 centimètres cubes,on place 1 à 6 centimètres cubes de filtrat trichloracétique, selon sa richesse approximative en ammoniaque d'hydrolyse, Q. S. d'eau distillée pour 40 centimètres cubes environ et 3 centimètres cubes de Na OH à 10 °/ₒ, exempte de carbonates.

On prépare, en même temps, un étalon colorimétrique correspondant à 0 gr. 00025 d'azote et contenant la même proportion d'acide trichloracétique et de soude que la solution à doser. On place ainsi, dans un second vase jaugé de 60 centimètres cubes, un volume d'acide trichloracétique à 20 °/ₒ, égal à la moitié du volume du filtrat trichloracétique employé pour le dosage, 25 centimètres cubes de solution étalon type de sulfate d'ammoniaque, Q. S. d'eau distillée pour 40 centimètres cubes environ et 3 centimètres cubes de NaOH à 10 °/ₒ.

Les deux solutions exactement mélangées sont additionnées de 5 centimètres cubes de réactif de Nessler (formule spéciale). On complète à 0 c.c.50 avec de l'eau distillée ; on mélange à nouveau et on procède immédiatement à la détermination colorimétrique au moyen du colorimètre de Dubosq.

Critique des procédés précédents.

1° Préparation de l'Uréase.

Différents modes de préparation d'uréase pure ont été donnés, notamment par Van Slyke et Cullen. L'uréase peut être préparée sous forme de poudre sèche ou de comprimés d'une conservation indéfinie. Nous avons remarqué que les divers traitements que l'on fait subir à la farine de soja, pour extraire l'uréase, font perdre une partie de son activité au ferment. Quant aux comprimés d'uréase que l'on trouve dans le commerce, il y a lieu de s'en défier à cause de l'inconstance de leur action. Mieux vaut employer directement la farine de Soja. La proportion de matières inertes et insolubles qu'entraînera cette pratique n'est pas un inconvénient, car l'excès d'uréase et le résidu farineux sont entraînés avec l'albumine pendant la désalbumination qui suit la phase d'hydrolyse. Nous en sommes restés à ce mode opératoire déjà utilisé dans les procédés de Folin et Denis (26) Folin et Wu (18), Grigaut et Guérin (27).

2° Pratique de la Nesslérisation.

Il est évident que le procédé de nesslérisation directe est de beaucoup le plus commode puisqu'il supprime la distillation ou l'entraînement à l'air. Mais cette nesslérisation directe présente certains inconvénients. Dans les solutions ayant subi l'action de l'uréase, l'addition de réactif de Nessler détermine un précipité au bout de peu de temps ; tandis que ce précipité ne se forme pas avec les solutions pures d'ammoniaque. Pour remédier à cet état de choses, Folin et Denis conseillent de filtrer la solution sur charbon de sang de Merck avant de procéder à la nesslérisation directe. Mais, malgré cette précaution, le précipité, bien que moins abondant, se forme encore et peut conduire à des erreurs. C'est pourquoi, dans son second procédé, en collaboration avec Wu, Folin revient à la séparation préalable de l'ammoniaque par distillation ou entraînement à l'air avant de procéder à la nesslérisation.

Dans le procédé plus récent de Grigaut et Guérin (27), on retrouve cet inconvénient. Ces auteurs conseillent de pratiquer la détermination colorimétrique aussitôt après la nesslérisation, car, disent-ils, au bout d'un temps variable, un trouble, plus ou moins abondant apparaît dans la liqueur, en rapport avec le degré d'impureté de la soude employée et la teneur du milieu en créatinine.

Dans le procédé que nous allons exposer, le trouble est entièrement supprimé et *les solutions nesslérisées se conservent limpides pendant plusieurs heures*. Cet avantage est obtenu sans filtration spéciale, sur charbon de Merck ou sur toute autre substance, et tient uniquement au mode particulier de désalbumination dont nous nous sommes servis. L'emploi de l'acide métaphosphorique, comme précipitant de l'albumine et du soja en excès, permet, en effet, d'obtenir, dans les conditions où nous sommes placés, un filtrat qui se laisse nesslériser par le réactif de Nessler-Grigaut, sans la production d'aucun trouble.

Exposé de notre procédé personnel de dosage de l'urée dans le sang, par l'uréase et le réactif de Nessler.

Solution et réactif nécessaires. — Beaucoup de ces réactifs sont communs avec ceux du procédé de dosage de l'urée par l'hydrolyse phosphorique que nous avons décrit précédemment (p. 46). Nous ne ferons que les mentionner ici, sans insister outre mesure, sur leur préparation qui a déjà été indiquée dans ce travail.

1° *Solution aqueuse de métaphosphate de soude à* 20 °/₀.

2° *Solution binormale d'acide chlorhydrique.*

3° *Solution étalon de sulfate d'ammoniaque* dont chaque centimètre cube correspond à 1/100 de milligramme d'azote.

4° *Réactif de Nessler-Grigaut* dont nous rappelons la composition :

Iodure de potassium	12	grammes.
Biiodure de mercure	15	—
Lessive de soude.	180	—
Eau distillée Q. S. pour	1000	c. c.

Ce réactif, qui se prépare par le simple mélange des corps précédents (voir p. 46), et sans filtration, n'est utilisable qu'après un mois de repos. On décante alors au moment du besoin, la partie supérieure que l'on ajoute directement à la liqueur à nessleriser.

5° *Suspension de farine de soja :*

Farine de soja	5 grammes.
Phosphate acide de soude. .	0 gr. 50
Eau distillée Q. S. pour . .	100 centimètres cubes.

Triturer la farine de soja avec un peu d'eau, ajouter ensuite le reste de l'eau, tenant en dissolution le phosphate acide de soude. Enfermer dans des flacons complètement remplis et bouchés que l'on conservera à la glacière. La solution d'uréase, ainsi préparée conserve facilement, pendant dix à quinze jours à la glacière, toutes ses propriétés hydrolysantes. Gardée à la température ordinaire, elle doit être renouvelée tous les deux ou trois jours.

TECHNIQUE. — Dans une éprouvette de 30 centimètres cubes placer 0 c. c. 3 de sang (sérum, plasma, sang total ou globules) et 2 centimètres cubes de la suspension précédente de farine de soja. Abandonner au repos à la température ordinaire pendant un quart d'heure, en agitant, de temps à autre ; au bout de ce temps, l'hydrolyse est complète.

Ajouter de l'eau distillée (exempte d'ammoniaque) dans l'éprouvette jusqu'à la division 29 centimètres cubes ; mélanger. Ajouter ensuite 0 c. c. 5 de solution métaphosphate de soude à 20 °/₀. Mélanger à nouveau, puis ajouter 0 c. c. 5 de HCl binormal, agiter et filtrer.

Recueillir 20 centimètres cubes de filtrat (correspondant à 0 c. c. 2 de sang) que l'on nesslérisera en temps voulu par 0 c. c. 3 du réactif de Nessler précédent.

Préparer un étalon colorimétrique en plaçant, dans

une éprouvette de 30 centimètres cubes : 3 centimètres cubes de la solution étalon de sulfate d'ammoniaque dont chaque centimètre cube équivaut à 1/100 de milligramme d'azote. Compléter à 30 centimètres cubes avec de l'eau distillée.

Les deux solutions, solution à doser et solution étalon sont alors nesslérisées par 5 centimètres cubes de réactif de Nessler-Grigaut et comparées au colorimètre de Dubosq.

Nota. 1° *Il est évident que la quantité de* 0 c. c. 3 *de sang que nous indiquons comme prise d'essai représente un maximum.*

Cette prise d'essai conduit à l'obtention de 25 centimètres cubes de solution colorée, amplement suffisante pour remplir une cuve du colorimètre Dubosq dont la contenance est de 15 centimètres cubes. La prise d'essai peut être réduite à 0 c. c. 2, 0 c. c. 1 et même au-dessous en procédant au dosage avec des calorimètres de capacité plus petite, comme l'appareil de Baudoin et H. Bénard ou le colorimètre simplex de Blarez.

Le seul inconvénient dans l'emploi de prises d'essai aussi petites est la difficulté d'une mensuration suffisamment précise de volumes aussi restreints.

2° Dans le cas de sérums très riches en urée (azotémiques) la solution désalbuminée sera étendue, avant d'être nesslérisée, de manière à obtenir une teinte voisine de celle de l'étalon. On tiendra compte de cette dilution dans les calculs.

Calculs.

Les calculs se font de la même manière que pour le procédé par hydrolyse phosphorique.

1° *Dans le cas d'égalité de teintes* de la solution à doser et de la solution étalon, le taux de l'urée par litre de sang est de 0 gr, 15 (exprimé en azote) et de 0 gr. 32 (exprimé en urée).

En effet, les 20 centimètres cubes de solution dont nous sommes partis, correspondent à 0 c. c. 2 de sang et contiennent une quantité d'azote urée égale à celle de l'étalon (puisque la coloration est identique) soit 0 gr. 00003. Un litre de sang contient donc :

$$\frac{0 \text{ gr. } 00003 \times 1000}{0 \text{ c. c. } 2} = 0 \text{ gr, } 15$$

en azote, soit en urée, 0 gr. 15 multiplié par le rapport du poids moléculaire de l'urée (60) au poids moléculaire de l'azote (28), c'est-à-dire :

$$\frac{0,15 \times 60}{28} = 0 \text{ gr. } 32$$

2° *Dans le cas où les teintes sont inégales* les calculs se font conformément à la loi de la proportionnalité inverse entre les teneurs des solutions et les épaisseurs sous lesquelles elles sont examinées lorsque les teintes sont égalisées. Si l'on désigne par H l'épaisseur de l'étalon dont la concentration est C' et H' l'épaisseur sous laquelle est examinée la solution correspondant au sang dont la concentration cherchée est X, on a la proportion suivante :

$$\frac{X}{C} = \frac{H}{H'}$$

d'où

$$X = C \times \frac{H}{H'}$$

Dans le cas présent, C = 0 gr. 321 d'urée.

La teneur en urée du litre de sang sera donc donnée dans chaque cas par la formule :

$$0 \text{ gr.} 321 \times \frac{H}{H'}$$

On tiendra compte de la dilution dans le cas des sérums d'azotémiques.

Critique du précédent procédé. Sa comparaison avec le procédé de Fosse au xanthydrol.

Le reproche que l'on pouvait faire au procédé que nous avons exposé d'hydrolyse phosphorique de n'être pas absolument spécifique de l'urée, ne saurait s'appliquer au procédé par l'uréase. Nous avons vu, en effet, que l'hydrolyse par l'uréase est absolument spécifique de l'urée. De tous les corps azotés que l'on rencontre dans le sang, il n'y a que l'urée qui soit susceptible de donner de l'ammoniaque par l'action de l'uréase.

On devait s'attendre, alors, à ce que les chiffres fournis par ce procédé se rapprochent plus des chiffres rigoureux du procédé de Fosse que ceux fournis par le procédé d'hydrolyse phosphorique.

Les dosages comparés que nous avons pratiqués viennent confirmer cette hypothèse comme le montre le tableau suivant ;

TABLEAU IX

Comparaison entre le procédé de Fosse au xanthydrol et le procédé par l'uréase pour le dosage de l'urée dans le sang.

SÉRUMS	RÉSULTATS OBTENUS		Différence entre ces deux procédés
	Procédé de Fosse	Procédé à l'uréase	
N°s 1.	0 gr. 23	0 gr. 25	0 gr. 02
2.	0 gr. 32	0 gr. 33	0 gr. 01
3.	0 gr. 35	0 gr. 38	0 gr. 03
4.	0 gr. 80	0 gr. 85	0 gr. 05
5.	1 gr. 90	1 gr. 98	0 gr. 08
6.	3 gr. 60	3 gr. 72	0 gr. 12

On voit, d'après ce tableau, qu'il existe néanmoins, toujours entre les deux procédés, une différence de quelques centigrammes. Celle-ci est due en partie à ce que dans les chiffres du procédé à l'uréase, est comprise la faible partie de l'ammoniaque préexistante dans le sang et que ne dose pas le procédé de Fosse. Il faut ajouter que la suspension d'uréase apporte également, avec elle, une petite quantité d'ammoniaque qui vient encore renforcer les chiffres fournis par ce procédé et détermine une légère erreur par excès.

CONCLUSIONS

1° L'intérêt qu'il y a de posséder des méthodes d'analyse de sang permettant d'opérer sur de très faibles quantités de ce liquide, nous a incité à chercher la solution de ce problème dans le cas particulier de l'urée.

2° Nous nous sommes adressés à la nesslérisation (dosage de l'ammoniaque par le réactif de Nessler modifié par Grigaut) qui se prête tout particulièrement, et avec une précision suffisante, au dosage de quelques centièmes de milligramme d'ammoniaque.

3° Le principe des procédés que nous indiquons est basé sur la transformation par l'hydrolyse de l'urée en carbonate d'ammoniaque et le dosage ultérieur de l'ammoniaque formée par le réactif de Nessler-Grigaut. Deux procédés de dosage sont décrits : l'un, utilisant pour l'hydrolyse de l'urée la voie chimique (hydrolyse phosphorique) ; l'autre utilisant la voie diastasique (hydrolyse par l'uréase de la farine de soja).

4° Le premier procédé a trait à l'hydrolyse de l'urée en milieu phosphorique à 175-180°. Il nécessite 1 c. c. de sang et comporte une appréciation de l'ordre de 10 %, c'est-à-dire bien supérieure à celle fournie par le procédé à l'hypobromite qui donne une approximation de 25 à 75 % (Laudat).

5° Le second procédé utilise pour l'hydrolyse l'uréase contenue dans la farine de soja. Contrairement aux procédés antérieurs qui emploient le même agent hydrolytique, le procédé que nous décrivons permet d'obtenir un filtrat *qui se prête à la nesslérisation directe sans crainte de troubles.* Il évite ainsi la distillation ou l'entraînement par l'air, et l'addition du réactif de Nessler est faite directement dans la mixture d'hydrolyse. L'approximation qu'il donne, comparée au procédé de Fosse, est de l'ordre 6 °/₀.

L'intérêt particulier que présente ce procédé est qu'il ne nécessite, dans son exécution, que quelques dixièmes de centimètres cubes de sang au maximum et résoud, ainsi, le problème que nous nous étions posé du dosage de l'urée dans de très faibles quantités de sang

BIBLIOGRAPHIE

1. **Ronchèse.** — Méthodes de dosage de quelques composés azotés, ammoniaque, urée, acide urique. *Thèse de Pharmacie*, Paris, 1908.
2. **Moog.** — Nouveau procédé de dosage, dans le sérum, de l'azote libérable par l'hypobromite de sodium. Comptes rendus de la Société de Biologie, 1912, t. I, p. 386.
3. **Denigès.** — Dosage de la lactose dans les laits. *Bulletin de la Soc. de Pharmacie de Bordeaux*, 1893, t. XXXIII, p. 50.
4. **Chassaigne.** — Contribution à l'étude des matières réductrices du sang. *Thèse de la Faculté de Médecine de Bordeaux*, 1898.
5. **Chelle.** — Dosage clinique des hydrates de carbone et de l'acide lactique du sang et des autres liquides de l'organisme. *Bulletin de la Soc. de Pharmacie de Bordeaux*, 1914, t. LIV, p. 193.
6. **Otto Folin et W. Denis.** — Nitrogen determinations by direct Nesslerization. II Non protein nitrogen in blood. *Journ. of Biolog. Chemistry*, 1916, XXXI, pp. 491-496.
7. **A. Grigaut et P. Zizine.** — Étude de la désalbumination par l'acide métaphosphorique. Application à l'analyse chimique du sang, des liquides pathologiques et du liquide céphalo-rachidien. *Bulletin de la Soc. de Chimie biologique*, juin 1922, t. IV, n° 6.
8. **Salaskin et Zaleski.** — Ueber die Harnstoffbestimmung im Harne. *Zeitsch, f. physiol. Chemie*, t. XXVIII, p. 73.
9. **Otto Folin.** — Eine neue Methode zur Bestmimmung der Harnstoffe im Harne. *Zeitschrift für physiologische Chemie*, 1901.

10. — On the determination of urea in urine. *Journ. of Biolog. Chemistry,* 1912, t. II, p. 507.

11. **De Saint-Martin.** — Modification du procédé de Folin pour le dosage de l'urée dans l'urine. C. R. Soc. de Biologie, 1905, p. 89.

12. **Pflüger et Bleitreu.** — *Archiv. für die gesamte physiologie*, 1889, t. XLIV, p. 78.

13. **Gümlich.** — Ueber die Ausscheidung des Stickstoffe in Harn, *Zeitschrift für physiologische Chemie*, 1893, t. XVII, p. 10.

14. **Schöndorff.** — *Archiv. für die gesamte physiologie*, 1896, t. LXII, p. 1.

15. **O. Monod et A. Morel.** — Modification de la technique de Schöndorff. *Bulletin Soc. Chimique*, 4e S., t. I, p. 520.

16. **O. Folin et Chester G. Farmer.** — A new method for the determination of total nitrogen in urine. *Journ. of Biolog. Chemistry*, 1912, t. II, p. 493.

17. **Otto Folin et W. Denis.** — Nitrogen determination by direct Nesslerization I. Total nitrogen in urine. *Journ. of Biolog. Chemistry*, 1916, XXVI, p. 472.

18. **Otto Folin et Hsien Wu.** — A system of blood analyse. *Journ. of Biolog. Chemistry*, 1919, t. XXXVI, p. 81.

19. **A. Grigaut et Fr. Guérin.** — Le dosage de l'urée et de l'azote non protéique dans le sang et dans les tissus par le réactif de Nessler. *Journ. de Pharmacie et de Chimie*, 1919, t. XXXVIII, p. 81.

20. **Pettibone.** — Cité par Otto Folin. *Journ. of Biolog. Chemistry*, 1912, t. II, p. 512 et 513.

22. **J. Guiart et L. Grimbert.** — Diagnostic chimique, microscopique et parasitologique, 4e édition, J. Lamarre, éditeur, Paris, 1922.

22. **Donald, D. Van Slyke et Glem E. Cullen.** — A permanent preparation of urease and its use in the determination of urea. *Journ. of Biolog. Chemistry*, 1914, t. XIX, p. 211.

23. **Donald, D. Van Slyke et Glem E. Cullen.** — The mode

of action of urease and its enzymes in general. *Journ. of Biolog. Chemistry*, 1914, t. XIX, p. 141.

24. **Donald, Van Slyke et Gotthard Zacharias.**—The effet of hydrogen ion concentration and of inhibiting substances on urease. *Journ. of Biolog. Chemistry*, 1914, t. XIX, p. 181.

25. **Marschall.** — A rapid clinical method for the estimation of urea in urine. *Journ. of Biolog. Chemistry*, 1913, t. XIV, p. 283.

26. **Otto Folin et W. Denis.** — Nitrogen determination by direct Nesslerization. IV. Urea in urine ; V. Urea in blood. *Journ. of Biolog, Chemistry*, 1916, t. XXVI, p. 501 et 506.

27. **A. Grigaut et Fr. Guérin.** — Procédé précis de dosage de l'urée dans de faible quantités de sang. Comptes rendus de la Soc. de Biologie, janv. 1919, p. 25.

28. **R. Fosse, A. Robyn et Fr. François.** — Analyse quantitative gravimétrique de l'urée dans le sang. Comptes rendus de l'Académie des Sciences, 1914, t. CLIX, p. 367.

29. **Takeuchi.** — *Journal du Collège d'agriculture de Tokio*, 1909, t. I, p. 1.

30. **Gans, R. Jahrb.** — *R. Preuss. Geol. Landesantalt*, 1906, t. XXVII, p. 63.

31. **Maurice Nicloux et Georges Welter.** — Microdosage gravimétrique de l'urée dans le sang. *Bulletin de la Société de Chimie Biologique*, 1922, t. IV, p. 128.

TABLE DES MATIÈRES

IMPRIMERIE SPÉCIALE DE LA LIBRAIRIE A. MALOINE ET FILS

IMPRIMERIE SPÉCIALE DE LA LIBRAIRIE A. MALOINE ET FILS

www.ingramcontent.com/pod-product-compliance
Ingram Content Group UK Ltd.
Pitfield, Milton Keynes, MK11 3LW, UK
UKHW021557260726
13993UKWH00002B/904

9 782329 176086